AF401935

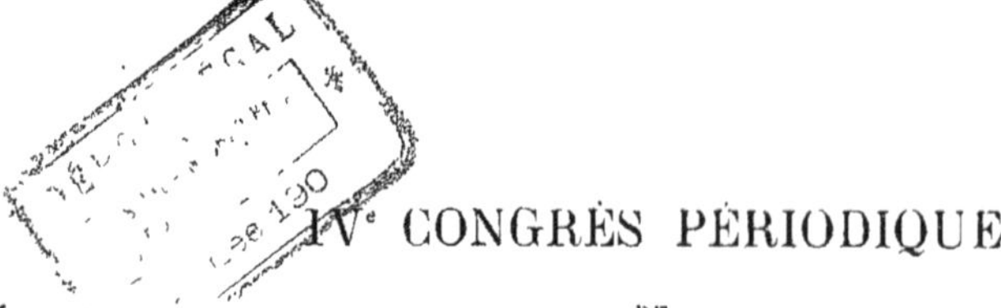

IVᵉ CONGRÈS PÉRIODIQUE

DE

GYNÉCOLOGIE, D'OBSTÉTRIQUE ET DE PÆDIATRIE

Les Infections cutanées chez le Nourrisson

RAPPORT

FAIT

Par le Docteur **Léon d'ASTROS**

Professeur de clinique des maladies des enfants
à l'Ecole de Médecine de Marseille.

ROUEN

IMPRIMERIE LECERF FILS

1904

LES INFECTIONS CUTANÉES CHEZ LE NOURRISSON

RAPPORT

Par le Docteur Léon d'ASTROS,

Professeur de clinique des maladies des enfants,
à l'Ecole de Medecine de Marseille.

Par leur fréquence, par leur variété, par leur gravité souvent, les infections de la peau constituent un des chapitres les plus importants de la pathologie des nourrissons.

Il ne peut entrer dans le cadre de ce rapport de donner une description détaillée de toutes les formes que peuvent présenter ces infections cutanées. Mais, rechercher les conditions étiologiques et pathogéniques générales qui les commandent, les étudier d'ensemble et dans leurs relations réciproques, insister surtout sur les troubles généraux de l'organisme et les complications qui en sont souvent la conséquence, tel est le but que nous nous proposons ici.   .

Dans un travail de recherche, partir des faits cliniques et remonter à leurs conditions pathogéniques est la méthode logique. Dans un exposé des connaissances acquises ou considérées comme telles, il paraît préférable de partir des notions d'étiologie et de pathogénie et de s'en servir ensuite pour classer les faits cliniques. Or, si l'on envisage d'une manière générale les infections de la peau, c'est-à-dire les lésions cutanées produites par la présence de microbes pathogènes dans la peau, une question primordiale se pose : par où se fait l'infection de la peau, d'où lui arrivent les agents pathogènes ?

Enveloppe de l'organisme, la peau se trouve en contact avec le milieu extérieur, et c'est du milieu extérieur, très certainement, qu'elle est envahie le plus souvent par les agents d'infection qui viennent y déterminer des lésions variées. Certes, l'action de ces agents est fortement favorisée par certaines conditions de la circulation et de la nutrition cutanée, sous la dépendance elles-mêmes de l'état de l'organisme. Mais, enfin, la pénétration du microbe pathogène qui, dans le déterminisme des phénomènes, est la condition nécessaire de l'infection, se fait ici de dehors en dedans. Ainsi se constituent les *infections cutanées d'origine externe*, de beaucoup les plus fréquentes. — Mais, par l'intermédiaire de la circulation générale, la peau est en relations physiologiques et pathologiques avec l'ensemble de l'organisme. L'organisme infecté dans sa totalité ou dans quelqu'une de ses parties, un plus ou moins grand nombre d'agents infectieux peuvent, transportés dans le courant circulatoire, envahir la peau par sa face profonde. Et ainsi s'établissent, par infection sanguine générale ou par embolies microbiennes, certaines *infections de la peau d'origine interne ou sanguine.*

Chez le nourrisson, cette division des infections cutanées en deux classes suivant la voie d'apport répond-elle à des faits cliniques très nettement distincts les uns des autres? Nous sommes obligé de reconnaître, et nous le verrons notamment en étudiant les abcès multiples, que l'origine externe ou interne des infections cutanées peut être quelquefois difficile à établir. Mais nous considérons, néanmoins, de la plus haute importance, la division pathogénique que nous venons d'établir, non pas seulement parce qu'elle est logique en soi, mais parce que c'est elle qui peut fournir la base première des indications thérapeutiques.

Après avoir, en deux chapitres distincts, exposé l'état résumé de nos connaissances sur les infections cutanées d'origine externe et interne, j'étudierai les complications générales et locales qui en sont fréquemment la conséquence.

CHAPITRE Ier

Les infections cutanées d'origine externe.

Etiologie et Pathogénie.

Les causes prédisposantes — Le *jeune âge*, qui crée la prédisposition aux infections septiques de toutes sortes, favorise au plus haut point les infections cutanées, et l'on peut dire que cette prédisposition est d'autant plus grande que l'enfant est moins avancé en âge, que le nourrisson est plus jeune. Elle tient à diverses causes. Tout d'abord, à la constitution même de la peau du jeune enfant. Chez le nouveau-né, la couche cornée est d'une minceur telle, qu'elle n'existe pour ainsi dire qu'à la paume des mains et à la plante des pieds ; son épiderme est des plus fragiles ; des éraillures s'y forment facilement. D'autre part, on le sait, les moyens de défense sont chez lui peu développés, et les réactions phagocytaires locales ou générales souvent à peine ébauchées, quelquefois absentes. Cette prédisposition due à l'âge s'accentue encore chez l'enfant né avant terme, chez le prématuré. Chez lui la peau présente un terrain des plus propices à l'infection, de par la fragilité de son épiderme poussée à l'extrême, et de par la riche vascularisation sanguine et surtout lymphatique du derme. A ces conditions locales se joint une faiblesse native de la résistance générale de l'organisme.

Celle-ci entre surtout en jeu dans toute *débilité congénitale*, même en dehors de la naissance prématurée. Et surtout chez ces enfants à réactions de défense insuffisantes, les infections cutanées prennent une gravité plus grande par leur tendance à la généralisation rapide.

Il en est de même de toute débilité acquise par insuffisance de nutrition ou d'origine morbide.

Et tout d'abord, l'*Hérédo-syphilis*, une des plus précoces à se manifester. Je reviendrai tantôt sur ses lésions cutanées, en tant que portes d'entrée possible de l'infection. Je parle pour le moment ici de l'infection syphilitique, favorisant, par la débilitation générale de l'organisme, le développement et la généralisation d'infections secondaires. De fait, les septicémies secondaires à l'hérédo-syphilis sont fréquentes, mais il nous paraît qu'elles sont beaucoup plus souvent les conséquences d'une infection par les muqueuses (bouche, nez, rhino-pharynx) que d'infections cutanées.

Chez les bébés *tuberculeux*, il semble bien que les toxines circulantes viennent, par leur action sur la peau, la prédisposer à de multiples infections secondaires. Chez eux les pyodermites et les abcès notamment sont fréquents. Et, comme nous le dirons tantôt, il s'agit très rarement d'abcès tuberculeux par colonisation excentrique, bien plus habituellement d'abcès staphylococciques par immigration d'origine externe. L'infection tuberculeuse est souvent latente chez le nourrisson, et « il est très fréquent de rencontrer, à l'autopsie d'enfants qui ont succombé à une infection staphylococcique, une tuberculose pulmonaire ou généralisée qui a quelquefois passé inaperçue pendant la vie » (Hutinel et Labbé). D'où une conclusion d'une grande importance pratique : Chez les nourrissons atteints de pyodermite et d'abcès cutanés, se méfier de la tuberculose et la rechercher.

Tout état morbide où il y a production de toxines qui s'éliminent par la peau produit une prédisposition à l'envahissement externe (Leloir). A ce titre, il faut signaler ici les *gastro-entérites*. Nous discuterons plus loin si, dans les entérites aiguës surtout, il n'y a pas lieu de rechercher l'origine de certains abcès dans une embolisation microbienne. Mais dans les dyspepsies chroniques, qu'elles relèvent de la suralimentation ou d'une hygiène alimentaire défectueuse, et dans les gastro-entérites chroniques qui en sont la conséquence, il faut tenir compte surtout de l'élimination par la peau des produits des fermentations intestinales : indol, phénol, sulfo-éthers, et des poisons formés dans le tube digestif. On sait la fréquence des dermatoses dans ces dyspepsies chroniques des nourrissons : eczéma, strophulus, prurigo. Or, ces dermatoses, l'eczéma notamment, peuvent être la voie d'entrée d'infections secondaires. Même en l'absence de ces toxidermies, la peau, dans les intoxications d'origine intestinale, se trouve souvent un terrain favorable à l'envahissement des germes pathogènes du dehors.

L'*athrepsie*, aboutissant des gastro-entérites graves des nourrissons, se complique fréquemment d'infections cutanées secondaires. Elle leur offre bien souvent, par ses ulcérations cutanées, des occasions d'entrée. Elle diminue d'autre part les moyens de résistance vis-à-vis d'elles.

Le *rachitisme* est un autre aboutissant, chez les nourrissons plus âgés, des dyspepsies gastro-intestinales. Rien d'étonnant à ce qu'on observe dans le rachitisme des infections cutanées de même forme que dans ces dyspepsies. Mais un autre élément pathogénique peut entrer en jeu ici. Le rachitisme, on le sait, s'accompagne fréquemment de transpirations abondantes. Or, de par ce fait, les petits rachitiques présentent souvent, dans nos climats méridionaux et dans la saison chaude, des éruptions d'origine sudorale aboutissant à ces pyodermites sudorales que mon ami Léon Perrin a si bien décrites et sur lesquelles je reviendrai tantôt.

Enfin, les *mauvaises conditions hygiéniques*, la privation d'air et de soleil, la malpropreté, favorisent au plus haut point certaines infections cutanées et tendent à les entretenir indéfiniment. Il y a lieu d'incriminer, en particulier, le développement de ces *crasses séborrhéiques* qui envahissent si fréquemment la tête chez les enfants mal tenus, respectées d'ailleurs religieusement par les parents dans certains milieux, et qui sont fréquemment le point de départ d'eczématisations et d'infections secondaires.

Les agents d'infection. — Ils peuvent émaner de sources différentes. Et, tout d'abord, ce peut être ces microbes autocthones, qui vivent en saprophytes à l'état normal sur la peau. On a étudié et mesuré la richesse de la peau en micro-organismes ; de cette recherche, on doit retenir surtout cette notion : « que la peau est un véritable réservoir de staphylocoques et que ceux-ci siègent plus particulièrement dans la couche cornée et à l'embouchure des follicules pileux » (Hutinel et Labbé). En effet, parmi ces micro-organismes, le staphylocoque entrerait dans la proportion de 48/50 (Remlinger). Mais, plus que la quantité, la qualité des microbes importe, je veux dire surtout leur virulence. Il est possible qu'à la surface et au contact de certaines lésions cutanées, puisse s'exalter la virulence de certains de ces hôtes saprophytes de la peau. Mais souvent, par contre, c'est du dehors qu'arrivent les agents d'infection.

La *contagion*, en effet, joue un grand rôle dans le développement de certaines infections cutanées. La contagiosité de l'impétigo et de l'ecthyma est bien connue. Celle des pyodermites, quoique plus rare, est aujourd'hui démontrée. Hutinel cite un fait bien démonstratif d'abcès cutanés développés chez un enfant au contact de son frère atteint d'abcès pyonéphrétique, guérissant par l'isolement à la campagne, et récidivant par un rapprochement trop hâtif. Les occasions de contagion ne sont point rares d'enfant à enfant dans les familles. Mais elles sont réalisées au plus haut point dans les hôpitaux et dans les crèches, où se trouvent accumulés des enfants atteints d'affections diverses, d'infections cutanées, bronchiques et autres. C'est là aussi que ces infections peuvent prendre un plus haut caractère de gravité, en raison de la loi de l'augmentation de la virulence des germes par le passage d'organisme à organisme. Quant au mode de contagion, il peut être direct. Mais la contamination est le plus souvent indirecte, se faisant par les mains des personnes qui soignent les enfants, par les linges, par les pansements, dans les couveuses qui s'infectent si facilement, etc......

Quant à la nature des germes pathogènes, elle est peu variée. Il s'agit surtout des microbes pyogènes banaux. En tête vient le staphylocoque, l'auréus surtout. Les staphylococcies constituent une grande partie des infections cutanées, soit primitivement, soit secondairement. Le streptocoque est l'agent primitif d'infections qui ont une certaine spécificité : l'impétigo, comme nous le verrons tantôt, certains ecthymas des nourrissons. C'est lui qui engendre l'érysipèle. Beaucoup plus rarement on a constaté, dans ces infections cutanées d'origine externe, d'autres agents microbiens tels que le pyocyanique (Triboulet). Mais nous verrons, à propos des gangrènes cutanées, l'importance, depuis peu étudiée, de certains anaérobies dans leur pathogenèse.

Les portes d'entrée de l'infection. — **I.** Très fréquemment les infections cutanées chez le nourrisson ont comme voies d'entrée des lésions préalables de la peau.

En premier lieu, il faut citer la *plaie ombilicale*, qui succède à la chute du cordon. A vrai dire, cette plaie présente des conditions très spéciales à l'infection. Ces conditions pathogéniques et les caractères cliniques très particuliers des *infections ombilicales* en font un chapitre important de la pathologie des nouveau-nés, que j'élimine à dessein des infections cutanées, pour n'en retenir que les points qui se rattachent directement à celles-ci, c'est-à-dire les lésions cutanées seulement. Cette élimination se justifie d'ailleurs par la définition même du sujet que je traite, puisque l'infection ombilicale s'effectue par une surface non encore épidermisée.

Il n'en est pas de même de *certaines lésions traumatiques d'origine obstétricale*, par exemple, de certaines plaies causées par l'application du forceps. Si elles ne sont pas immédiatement pansées aseptiquement, elles peuvent devenir la voie d'infections plus ou moins profondes, dont je citerai des exemples.

Il faut en dire autant des *banales lésions accidentelles*, des *brûlures*, par exemple, produites par des bouillotes trop chaudes, des *plaies de vésicatoires* ou de mouches de Milan, dont on ne saurait être trop parcimonieux chez le nourrisson. Les *engelures ulcérées* ne sont point rares chez les bébés. Chez eux, en raison de la délicatesse de la peau, les *piqûres de moustiques* déterminent une fluxion prurigineuse parfois excessive ; à la plaie de la piqûre s'adjoignent des lésions de grattage. Avec juste raison, R. Saint-Philippe a attiré l'attention sur le développement d'infections cutanées consécutives au *percement des oreilles*, cette manœuvre barbare pratiquée encore dans certaines familles dès le plus tendre âge ; Castueil et Perrin ont plus récemment encore insisté sur ces faits.

La *desquamation de la peau chez le nouveau-né* commence habituellement le premier ou le second jour, mais ne se termine qu'à une époque très variable, le trentième, le quarantième, le soixantième jour, d'autant plus tard d'ailleurs que l'enfant est plus faible. Cette exfoliation, avec ses éraillures, ses fissures, offre une voie de pénétration aux microbes pathogènes. Aux environs des doigts, il en résulte de fréquentes tournioles. Dans certaines régions, comme les aisselles, les débris de l'ancien épiderme tombent avant que le nouveau soit complètement formé, d'où suintement et quelquefois véritable intertrigo, terrain tout prêt à s'infecter.

L'érythème des nouveau-nés s'accompagne fréquemment d'exulcérations superficielles, et, chez les débiles, d'ulcérations plus profondes, soit au niveau même des fesses, soit aux talons et aux malléoles : ulcérations athrepsiques de Parrot.

Certaines dermatoses des nourrissons s'inoculent spontanément. En premier lieu par sa fréquence et son importance, l'*eczéma*, qui s'impétiginise fréquemment, et qui, d'autre part, peut être l'origine d'abcès dermiques à sa périphérie. Dans quelques cas, ces eczémas, impétiginisés en gourmes croûteuses, se compliquent d'accidents généraux graves que nous aurons à décrire plus loin.

Mention spéciale doit être faite des lésions des *fièvres éruptives*. Du *vaccin*, tout d'abord, dont le virus ne peut malheureusement être inoculé complètement aseptique. Aussi, voit-on quelquefois les pustules vaccinales s'ulcérer, se gangrener. Elles peuvent être le point de départ d'érysipèles toujours très graves. Dans d'autres cas, elles déterminent de la lymphangite, quelquefois même des adéno-phlegmons et un état septicémique sérieux.

La *varicelle* se complique assez fréquemment d'infection secondaire, surtout staphylococcique. Normalement, la bulle varicelleuse ne suppure pas. Dans certaines conditions, la varicelle est suppurée; les pustules montrent alors la présence constante du staphylocoque pyogène, accompagné ou non du streptocoque. Ces faits s'observent surtout dans la seconde enfance, durant laquelle la varicelle est plus fréquente. Toutefois, dans sa thèse sur la varicelle suppurée, Désandré, sur 28 observations, en relate 5 chez des enfants de moins de deux ans. La transformation purulente du contenu des bulles s'accompagne souvent d'une véritable fièvre de suppuration et peut se compliquer de néphrite. Il peut également, dans ces circonstances, se produire des suppurations secondaires. Les unes, relativement fréquentes, sont dues à une infection de voisinage par voie lymphatiques : furoncles, abcès, phlegmons. Mais on peut observer une vraie pyohémie d'origine varicelleuse se traduisant à la fois par des abcès cutanés, sous-cutanés, articulaires ou viscéraux. La suppuration varicelleuse tient, soit à des causes générales (débilité, état cachectique), soit de préférence à des causes locales portant sur l'état antérieur de la peau (Désandré). Fait particulier, la varicelle suppurée s'est montrée quelquefois épidémique et contagieuse (Bolognini). Dans d'autres faits, sur lesquels nous reviendrons plus loin, la varicelle prend la forme gangréneuse.

La *variole*, chez les nourrissons, lorsqu'elle n'entraîne pas rapidement la mort, est fréquemment compliquée d'infections secondaires.

Les *lésions cutanées de l'Hérédo-syphilis*, papules ulcérées, plaques muqueuses des sillons cutanés, etc., ne sont pas, d'après mon expérience, des voies d'entrée favorables aux infections cutanées secondaires ; on ne les voit guère se compliquer à leur voisinage de folliculites, de furoncles, d'abcès. Le silence des auteurs à ce sujet confirme, il me semble, l'opinion que j'exprime ici. Il faut faire exception toutefois pour les syphilides développées à la face, dans les régions riches en glandes sébacées, sourcils, pourtour de la bouche, menton, etc. La peau, en effet, dans ces régions, réagit à leur présence par une hypersécrétion séborrhéique sous forme de squames grasses qui peuvent quelquefois, comme l'eczéma, s'impétiginiser secondairement et se transformer, en croûtes épaisses. Autour de ces foyers impétiginisés peuvent se faire des inoculations de voisinage.

Les *parasites cutanés* sont une cause fréquente de pyodermite chez les enfants. La *phtiriase*, toutefois, est beaucoup plus rare chez le nourrisson que dans la seconde enfance. Elle détermine ces lésions d'impétigo du cuir chevelu, notamment à la partie postérieure de la tête, décrites sous le nom d'impétigo granulata, et qui donnent souvent naissance à des folliculites, à des abcès du cuir chevelu, à des adénites qui peuvent suppurer.

Quant à la *gale*, elle ne revêt pas chez les nourrissons les formes papuleuses et polymorphes avec sillons que l'on observe chez les enfants plus âgés, comme chez les adultes Elle se manifeste presque exclusivement chez eux sous la forme pustuleuse et phlycténoïde ou pemphigoïde, sans que l'on puisse souvent retrouver un seul sillon. Elle a, en somme, les apparences d'une véritable pyodermite, sous laquelle il faut savoir diagnostiquer le parasitisme latent.

II. — Certaines infections cutanées paraissent se produire *sans lésions préalables de la peau*. Certaines lésions, il est vrai, peuvent quelquefois, ainsi que le remarque Hulot, avoir passé inaperçues et être cicatrisées au moment où l'on observe le malade. L'expérimentation a néamoins prouvé que l'infection peut se faire par une peau saine. Socin et Garré ont démontré que le staphylocoque doré en culture peut pénétrer dans la peau à la suite de simples frictions et onctions et y déterminer des inflammations furonculeuses et anthracoïdes. Bockhardt, par friction de l'avant-bras avec une culture de staphylocoques, a obtenu la formation de pustules au niveau des conduits excréteurs des glandes sudoripares et des orifices pileux.

On pourrait rapprocher de ces pyodermites expérimentales par frictions ces pyodermites par macération, que l'on observe chez les nourrissons sous les *emplâtres* dont on abuse souvent chez eux comme révulsifs. Les staphylocoques, hôtes de la peau ou de l'emplâtre, pénètrent facilement l'epiderme, à la faveur de son ramollissement par la chaleur et l'humidité.

Les infections par la peau saine sont naturellement plus faciles chez le nourrisson que chez l'adulte. Dans ces cas d'infections sans lésions préalables, Escherich admet que la pénétration des agents infectieux se fait par les conduits excréteurs des glandes sébacées et par ceux des glandes sudoripares. Unna, par contre, nie la possibilité d'infection par cette dernière voie. Il est certain que l'infection du système pilo-sébacé est de beaucoup plus fréquente. Mais l'existence, dans une classe de faits sur lesquels je vais revenir (pyodermites sudorales), d'hydrosadénites suppurées, démontre, pour ces faits du moins, la possibilité d'une infection des glandes sudoripares.

En outre de ces voies d'infection, les bactéries pyogènes peuvent pénétrer directement dans la peau elle-même dès que la couche cornée de l'épiderme, si mince chez le nourrisson, présente la moindre fissure. Tantôt elles s'arrêtent pour coloniser au-dessus du corps muqueux de Malpighi, au niveau du stratum lucidum (impétigo), tantôt elles s'enfoncent plus profondément, cheminant dans l'interstice des cellules du corps muqueux, seules ou englobées par les cellules migratrices, pour arriver dans les fentes lymphatiques du corps papillaire et de la couche réticulaire du derme. Dans ces différentes régions de la peau, elles déterminent des lésions variées que nous décrirons succinctement tantôt.

L'INFECTION CUTANÉE. — L'inoculation de la peau par ces différentes voies constitue le premier degré de l'infection cutanée, qui peut s'étendre et se propager en surface et en profondeur.

En surface tout d'abord. Il est remarquable combien une première contamination cutanée est habituellement suivie du développement de lésions semblables ; mais le fait ne doit pas étonner. L'existence d'un premier foyer d'infection explique les foyers secondaires par la dissémination des germes et les inoculations de voisinage ou à distance. Le nourrisson se contagionne alors lui-même. Et l'on sait que d'inoculation en inoculation, la virulence des germes peut s'exalter. Mais il y a plus ; les agents pathogènes n'agissent pas seulement par eux-mêmes, mais encore par leurs sécrétions, qui préparent le terrain à des ensemencements ultérieurs. Rodet et Courmont ont isolé, des cultures de staphylocoques, des substances prédisposantes solubles dans l'alcool. « L'existence de ces produits solubles explique la facilité avec laquelle les germes transportés sur la peau peuvent produire de nouveaux abcès chez les sujets qui possèdent déjà un premier foyer de suppuration. Plus le malade suppure, plus il suppurera. Rien ne fait mieux comprendre la multiplicité des abcès de certains nourrissons » (Hutinel et Labbé).

Dans la profondeur, les agents d'infection peuvent ne pas rester
limités aux tissus mêmes de l'épiderme et du derme. La peau, chez le
nourrisson surtout, est comme une éponge lymphatique. L'envahissement, par les germes infectieux, des riches réseaux lymphatiques
de la peau, peut déterminer des lymphangites plus ou moins étendues, quelquefois des abcès lymphangitiques, et, très souvent, des
adénites correspondant aux territoires infectés. Dans d'autres
formes, sous l'action d'autres germes morbides, du streptocoque,
l'atteinte des réseaux lymphatiques se manifeste cliniquement par
l'érysipèle. Enfin, l'infection peut ne pas rester localisée à la peau ;
elle peut, soit par la voie lymphatique, soit par la voie sanguine,
envahir le sang et se généraliser dans l'organisme ; nous étudierons
tout spécialement ces faits au chapitre III.

Les formes cliniques.

Epidermites et Pyodermites. — **I.** *Infections phlycténulaires à
streptocoques.* — En tête de ce chapitre, nous citerons les affections
dont la lésion originelle est une phlycténule ayant pour agent causal
le streptocoque Tantôt la phlycténule est petite, constituée par une
vésicule, et n'atteint que l'épiderme : c'est l'impétigo. Tantôt la
phlycténule est plus large ; la lésion s'étend en profondeur jusqu'au
derme, prenant l'apparence d'une pustule : c'est l'ecthyma. Dans les
deux cas, l'affection est inoculable et contagieuse.

L'*Impétigo* est une des infections cutanées les plus fréquentes
chez le nourrisson, très fréquente d'ailleurs chez l'enfant de tout
âge. On l'a longtemps considérée comme une infection de la peau
par le staphylocoque. Les travaux de Crocker, de Leroux, de Balzer
et Griffon, de Marié Davy, etc..., ont démontré que le streptocoque
est le véritable agent causal de l'impétigo, et que la présence de staphylocoques, constante déjà à une période peu avancée de la lésion,
est la conséquence d'une infection secondaire. Sabouraud, qui jusqu'en 1898 tenait encore pour la nature staphylococcique de l'affection, a définitivement conclu en 1900 comme les auteurs précédents.
La question paraît donc définitivement jugée en faveur du streptocoque. Sabouraud conclut même à l'identité de ce streptocoque avec
celui de Felehsen. De plus, l'inoculation expérimentale d'une culture
pure en bouillon-sérum du streptocoque de l'impétigo s'est toujours
montrée entre ses mains d'une virulence surprenante ; les résultats
obtenus par d'autres auteurs ont, il est vrai, été plus variables.

Dans une faille épidermique accidentelle s'inocule donc le streptocoque ; il se reproduit et sécrète des produits solubles ; à ce niveau
affluent les cellules migratrices, et les lames cornées se séparent, au
niveau du stratum lucidum, des couches profondes. La vésicule de
l'impétigo est ainsi formée, claire d'abord, devenant louche rapidement lorsque l'invasion staphylococcique secondaire provoque l'invasion leucocytaire, se transformant ainsi en vésico-pustule et en
croûtes jaunâtres. Il peut arriver que d'emblée les vésicules de l'impétigo soient louches. L'inoculation première, dans ce cas, est
mixte : il y a inoculation simultanée du streptocoque et du staphylocoque ; c'est ce qu'on observe dans les formes de l'impétigo longuement récidivantes.

L'infection de la peau se développe ultérieurement par inoculations de voisinage. Dans certains cas, l'inoculation est produite par
les ongles mêmes de l'enfant. Tel l'impétigo qui vient compliquer
la pédiculose de la tête. Telles encore les éruptions impétigineuses
de la gale qui, chez le nourrisson surtout, sont souvent la manifestation la plus évidente de la maladie, avec leur localisation spéciale
aux extrémités des membres supérieurs et inférieurs.

Enfin, l'impétigo vient souvent se surajouter aux lésions suintantes
de l'eczéma des nouveaux-nés et des nourrissons, et l'eczéma impétiginisé constitue ces gourmes croûteuses qui peuvent devenir le
point de départ d'infections des plus graves.

Dans certaines conditions, la phlycténule de l'impétigo prend les
dimensions plus grandes d'une bulle de pemphigus.

Le *pemphigus des nouveau-nés* ou plutôt *des nourrissons*, car il
n'est pas absolument exclusif aux nouveau-nés, pemphigus contagieux et quelquefois épidémique, bien distinct de certaines affections
bulleuses et pemphigoïdes dont nous parlerons plus bas, est considéré par la généralité des pédiatres comme une affection quasispécifique. Les dermatologistes tendent actuellement, au contraire,
à l'assimiler comme nature à l'impétigo. S'il s'en distingue par
les dimensions et l'évolution de la phlycténule, ce qui peut tenir à
certaines conditions du terrain sur lequel il se développe, il s'en
rapproche par ce caractère essentiel d'être inoculable et auto-inoculable, qui doit le faire rayer du cadre des pemphigus. « Ce n'est
pas un vrai pemphigus, écrit Brocq, c'est tout simplement une
variété bulleuse d'impétigo contagiosa de Tilbury Fox, et il est véritablement abusif de décrire cette affection à côté des autres pemphigus. Nous ne le faisons qu'à notre corps défendant et pour nous
conformer à l'usage ; mais nous protestons, avec la dernière énergie,

contre cette colossale erreur de classification. » Cette affection, qu'on devrait dénommer *impétigo bulleux*, relèverait donc, comme l'impétigo vulgaire, d'une infection par le streptocoque.

Faller a récemment cité un fait, qui a presque la valeur d'une expérience, en faveur de l'identification des deux affections. C'est un fait de contagion d'un impétigo bulleux, simulant le pemphigus, chez un enfant de treize mois à un autre enfant, et se manifestant chez le contagionné sous la forme d'impétigo vulgaire.

L'*Ecthyma* est une affection de même nature que l'impétigo, auquel il est souvent associé. Thibierge et Besançon avaient déjà démontré en 1896 qu'il est dû à une infection par le streptocoque.

Il débute, comme l'impétigo, par une lésion épidermique phlycténulaire ; mais, contrairement à lui, il gagne rapidement en profondeur et atteint le derme, formant une pustule arrondie sur base enflammée. Celle-ci aboutit bientôt à une ulcération qui se couvre d'une croûte épaisse noirâtre.

On sait combien les mauvaises conditions hygiéniques favorisent tout spécialement le développement de cette affection, que l'on ne voit guère que chez les enfants cachectiques.

L'ecthyma présente des degrés divers d'intensité. Dans sa forme moyenne, les éléments occupent surtout la région sous-ombilicale du tronc, les fesses, les cuisses, et ils ne forment que quelques groupes peu considérables et le plus souvent isolés les uns des autres.

Mais il existe une forme intense, dénommée *ecthyma infantile térébrant*, à ulcérations rapides, multiples, confluentes et profondes, évoluant néanmoins souvent sans fièvre et sans réaction générale. L'ulcération devient souvent phagédénique et quelquefois grangréneuse. Ces formes d'ecthyma grave s'observent assez dans la première enfance, à vingt mois (C. Fournier), dix-neuf mois (Baudouin et Wickham) ; dans sa thèse récente sur l'ecthyma térébrant infantile, Mlle Lascoronsky, sur quinze observations, en citait huit chez des enfants de quelques semaines à quatorze mois.

Les infections phlycténulaires à type d'impétigo et d'ecthyma se compliquent assez souvent d'abcès de voisinage, de lymphangite, d'adénites suppurées. De plus, sur place, les lésions de l'impétigo et de l'ecthyma peuvent être le siège d'infections secondaires. En outre de l'infection par le staphylocoque, qui est de règle à un certain moment de l'évolution, on a pu voir les ulcérations d'impétigo et d'ecthyma infectées par le bacille pyocyanique. Triboulet en a cité un exemple chez un enfant de dix mois.

II. *Les infections du système pilo-sébacé* sont fréquentes et produites par le staphylocoque. Au degré le plus léger, c'est la pustule pilaire. Plus profonde, l'infection détermine la *folliculite*. Attaquant la glande sébacée, elle constitue l'adénite sébacée, le *furoncle*. Les deux premiers degrés sont fréquents et coïncident souvent avec les différentes pyodermites.

Quant aux furoncles proprement dits, ils sont relativement rares chez le nourrisson et apparaissent souvent en séries. Friedjung a récemment étudié la pathogénie de la furonculose chez le nourrisson. Sur neuf cas avec quatorze ensemencements de pus, l'auteur a trouvé dix fois le staphylocoque doré, trois fois le même staphylocoque associé à un petit nombre de staphylocoques blancs, une fois seulement le staphylocoque blanc seul.

III. *Infection des glandes sudoripares.* — J'ai admis plus haut l'existence de cette infection dans certaines conditions bien déterminées par L. Perrin. Elle s'associe, en effet, à l'infection sébacéopilaire dans les *Pyodermites sudorales* décrites par cet auteur en 1897.

Quand les chaleurs de l'été sont excessives, notamment dans notre région méridionale, on observe un grand nombre de dermites d'aspect furonculeux, de véritables pyodermites d'origine sudorale, car elles coïncident avec les sudamina, les miliaires, les exanthèmes sudoraux, la dysidrose.

C'est surtout chez les enfants que ces affections sont fréquentes, à partir de l'âge de trois ou quatre mois. Parmi les nourrissons observés, les uns jouissaient d'une bonne santé, les autres étaient maigres, mal nourris, rachitiques; aucun n'avait de troubles digestifs sérieux. Mais chez un grand nombre, les conditions hygiéniques étaient défectueuses : logements bas, mal aérés, surchauffés, malpropreté, etc.

Ces éruptions sont localisées dans les régions où la peau est plus délicate et la sécrétion sudorale plus active : face, cuir chevelu, cou, tronc à la partie supérieure et à la région dorso-lombaire, enfin membres supérieurs du côté de la flexion.

L'éruption est constituée par des nodosités, souvent en très grand nombre, hypodermiques ou dermiques, avec ou sans production de pus : tubercules non suppurés, papulo-pustules, quelques-unes avec dermite profonde, papulo-tubercules suppurant ou non. La guérison est rapide sous l'influence d'une hygiène et d'un traitement appropriés.

Comme les sudamina et les miliaires, ces pyodermites paraissent bien véritablement être consécutives au flux sudoral. Sous l'influence de celui-ci et de la congestion des téguments, le staphylocoque trouve un terrain tout préparé pour proliférer et acquérir une virulence plus grande et donner naissance à des folliculites, à des adénites ou à des périadénites pilo-sébacées et sudoripares. Car il pénètre aussi bien dans les glandes sudoripares que dans les follicules pilo-sébacés : l'examen histologique des nodosités a montré, pour quelques-unes, qu'il s'agissait d'abcès sudoripares (Pilliet).

IV. *Abcès de la peau.* — Les abcès de la peau chez le nouveau-né et le nourrisson présentent de grandes variétés en rapport avec leur siège dans les différentes couches de la peau, avec leur évolution, avec leurs localisation dans les différentes régions du corps, avec leur nombre.

Et, tout d'abord, ces abcès peuvent être épidermiques, dermiques ou intra-dermiques, sous-dermiques.

Parmi les *abcès épidermiques*, nous citerons tout d'abord la *tourniole* fréquente chez le nouveau-né pendant la période de desquamation et résultant d'une inoculation épidermique autour de l'ongle. Elle coexiste souvent plus tard avec l'impétigo. L'agent causal est ordinairement le streptocoque, quelquefois très virulent, comme le démontrent certaines infections graves qui ont pour point de départ ces tournioles, surtout chez les enfants cachectiques.

Les autres abcès épidermiques sont plus souvent sous la dépendance du staphylocoque. Ce sont des vésico-pustules développées dans la couche superficielle du corps muqueux de Malpighi, des pustulettes qui s'étendent souvent autour d'un foyer primitif, se répétant avec persistance et pouvant, à un moment donné, se compliquer d'infections plus profondes, soit d'abcès, soit de gangrène. Ailleurs, ce sont des abcès pemphigoïdes à bulles purulentes pouvant aboutir à une infection rapidement généralisée.

Les *abcès dermiques* ont souvent pour point de départ des follicules pileux. Ils sont au début assez petits, du volume d'une lentille, d'une noisette, puis, gagnent de la superficie à la profondeur, et peuvent s'étendre au tissu cellulaire sous-cutané.

Enfin, certains *abcès* sont d'emblée *sous-dermiques, sous-cutanés*. La peau est souvent intacte à leur niveau, ne présentant aucune rougeur, et lorsqu'ils sont encore peu volumineux, c'est par le palper surtout qu'on les découvre. Leur volume est variable; les plus petits sont du volume d'un pois, mais ils peuvent atteindre des proportions considérables, jusqu'au volume d'un œuf.

Le mode d'évolution des abcès chez le nourrisson est variable. Tantôt ils ont une marche aiguë et se présentent sous l'apparence 'd'abcès chauds, phlegmoneux ; tantôt ils ont une marche torpide, leur développement est lent, analogue à celui des abcès froids.

Ils peuvent se manifester sur diverses régions du corps. J'en rapprocherai d'abord les abcès mammaires, les *mammites* du nouveau-né, en rapport probable avec une galactophorite ascendante. Les abcès péri-anaux sont relativement fréquents chez le nouveau-né, quelquefois superficiels, quelquefois profonds, s'étendant dans la fosse ischio-rectale. La face. le cuir chevelu, sont souvent aussi le siège d'abcès, et surtout d'abcès dermiques.

Le nombre des abcès est variable dans des conditions qui permettent de distinguer deux formes cliniques :

1° Dans une première forme, il s'agit de phlegmons ou d'*abcès isolés*. Au voisinage d'une plaque d'érythème ulcéré, d'une pustule d'impétigo ou d'ecthyma, l'infection gagne l'hypoderme et un abcès se forme ; mais c'est un accident purement local et qui reste souvent unique ;

2° Plus intéressante est cette tendance à la généralisation que présentent quelquefois les foyers purulents. Elle constitue une forme clinique spéciale décrite sous le nom d'*Abcès multiples des nourrissons*.

Décrits par Valleix, puis par Hervieux en 1853, leur étiologie a été étudiée en 1886 par Escherich ; ils ont fait récemment l'objet de multiples travaux (Hulot, Roulland, Renault, Brunier, etc.).

Le développement de ces abcès multiples peut être précédé d'une lésion cutanée, telle qu'une tourniole, un érythème des fesses ; mais dans bien des cas ces abcès sont primitifs, sans lésion antérieure de la peau. On a observé quelquefois un premier abcès profond, unique, auquel succède une série de nouveaux abcès. Le nombre de ces abcès peut être considérable ; on a pu en compter 50, 60, et jusqu'à 150 chez le même enfant.

On doit à mon avis distinguer, avec Marfan et Damourette, deux types cliniques extrêmes de ces abcès multiples : 1° des abcès multiples superficiels à forme d'abcès chauds et limités à une région (tête et cou, dos, région péri-anale, etc) ; 2° des abcès sous-cutanés, multiples, profonds, à forme d'abcès froids, disséminés dans les diverses régions du corps.

L'agent morbide est presque toujours le staphylocoque. Renault n'a trouvé que le staphylocoque dans 50 cas observés par lui. Cependant Fiori-Paolo, chez deux enfants, l'un de 8 jours, l'autre de 12 jours, a observé des abcès multiples par infection strepto-staphylococcique. — Il est bien démontré que dans les abcès à marche torpide, à forme d'abcès froids, même développés chez des enfants tuberculeux, ce qui est fréquent, c'est encore le staphylocoque qui est en jeu. Ce n'est qu'exceptionnellement qu'on a constaté dans quelques-uns de ces abcès le bacille tuberculeux (faits de Remy, d'Ausset).

J'ai voulu donner tout d'abord ici un aperçu clinique d'ensemble des différentes formes d'abcès du nourrisson. Mais le mode pathogène de toutes ces formes n'est pas également élucidé. Certains auteurs, Unna, Escherich en Allemagne, en France Hulot, Hutinel et Labbé admettent l'origine externe de toutes ces infections à staphylocoques, de tous ces abcès tant superficiels que profonds. Cette origine n'est pas discutable pour ce qui concerne les abcès superficiels. Mais je me réserve de discuter, au chapitre II, la question pathogénique pour ce qui concerne les abcès profonds.

Les lymphangites. — La lymphangite peut être la conséquence d'infections superficielles de la peau : tournioles, pustulettes, ecthyma, etc. Elle est assez souvent la conséquence de l'inoculation d'un vaccin septique.

Mais elle peut se développer par contagion en l'absence d'aucune de ces lésions. Tel ce fait de lymphangite généralisée à cordons durs, sinueux et à engagements ganglionnaires, observé par Toujan chez un enfant de 18 jours dont la mère était atteinte d'un panaris anthracoïde, probablement donc d'une infection staphylococcique.

La porte d'entrée est également incertaine dans cette affection récemment décrite sous le nom de *lymphangite gangréneuse du scrotum chez le nouveau-né*, observée toujours chez des enfants de moins d'un mois par de Bruin, Fourré, Broca, Lagasse, Duvernay. Elle débute généralement à la partie supérieure des cuisses et gagne le scrotum, remontant ainsi le courant lymphatique. Cette lésion présente alors des analogies objectives avec l'infiltration d'urine. La gangrène se développe au niveau du scrotum et s'étend rapidement. L'affection est très grave ; la guérison a pu être quelquefois obtenue, grâce à de larges débridements au thermo-cautère.

La lymphangite, infection staphylococcique, peut revêtir chez le nourrisson la forme de *lymphangite pseudo-érysipélateuse*, comme le remarquent Hutinel et Labbé, qui en rapportent un exemple typique chez un enfant de trois mois. « Il s'agit dans ces faits, disent-ils, d'érythème intense, foncé, reposant sur une base épaissie œdématiée. Les bords sont parfois assez nets, mais ils ne sont jamais marqués par un bourrelet. Enfin, on en voit quelquefois partir des

trainées de lymphangite tronculaire se dirigeant vers les ganglions. »
Nous avons, pour notre part, observé quelques faits semblables.

L'érysipèle. — Infection streptococcique, l'érysipèle chez le nouveau-né est toujours très grave, comparé à l'érysipèle de l'adulte.
Cela tient à l'absence ou à la faiblesse des phénomènes réactionnels
du côté du système lymphatique : leucocytose faible, phagocytose
insuffisante, réactions ganglionnaires presque nulles. Aussi se caractérise-t-il par sa marche ambulatoire et par la généralisation fréquente de l'infection par voie sanguine. Il faut noter cependant
certaines différences suivant les conditions de développement. Les
érysipèles à début sous-ombilical, résultat d'une infection ombilicale,
qui se développent dans les premières semaines après la naissance,
sont presque tous mortels. Les érysipèles plus tardifs débutant au
bras (vaccin), à la face, comportent un pronostic un peu moins
sombre, surtout si l'enfant a dépassé trois mois.

Localement, l'érysipèle peut déterminer de la gangrène, surtout
au niveau du scrotum. Dans d'autres cas, il se produit des abcès
dont le développement est plutôt d'un augure favorable.

Les gangrènes de la peau. — Nous venons de voir que certaines
affections (lymphangites, érysipèle) peuvent aboutir à des plaques
de gangrène plus ou moins étendues. Mais, en outre de ces plaques
isolées, conséquences d'affections locales, la gangrène peut se
montrer chez les enfants sous la forme de lésions disséminées sur
lesquelles il a été beaucoup écrit.

Ces *gangrènes disséminées de la peau* ne sont pas spéciales aux
nourrissons; mais nous signalerons surtout les observations qui
ont été faites chez eux. Malgré les apparences objectives, les faits
qui ont été décrits sous ce nom relèvent de processus pathogéniques
différents.

Après Crocker, Hutinel et ses élèves, Gallois, Charmoy, Caillaud,
divisent très justement les gangrènes multiples de la peau en deux
variétés, suivant qu'elles sont consécutives à des lésions ulcéreuses
de la peau ou qu'elles se développent sans lésions préalables de la
peau. Renault décrit ces deux variétés sous le nom de *gangrène disséminée post-ulcéreuse* et *gangrène disséminée infectieuse*. Cette
seconde variété, qui survient au cours d'un état infectieux qui la
commande, est nettement d'origine interne et sera décrite au
chapitre II.

Dans la gangrène disséminée d'origine externe, dont nous nous
occupons seulement ici, il y a lieu encore d'établir des distinctions :

1° Chez certains nouveau-nés, chez les atrepsiques surtout, on peut voir, comme conséquence d'une circulation et d'une nutrition insuffisantes de la peau, se développer, notamment aux points qui sont le siège de pression, des plaques de gangrène, ou plus exactement de *nécrobiose*, c'est-à-dire de gangrène primitivement aseptique, qui ne tardent pas à s'infecter secondairement.

2° Quant à la *gangrène disséminée post-ulcéreuse*, elle peut se produire à la suite d'une des nombreuses affections de la peau ulcérées que nous avons décrites ;

Elle peut venir se développer sur des lésions d'impétigo, sur des pustules d'ecthyma, notamment dans les cas d'ecthyma térébrant dont nous parlions tantôt, et dont il faut rapprocher les cas d'ecthyma gangréneux tels que ceux observés par Hischmann et Kreibich chez des enfants de douze jours, de neuf mois.

Les pustules de vaccin peuvent devenir franchement gangréneuses.

Il faut surtout citer la varicelle, dont les éléments éruptifs ulcérés sont quelquefois l'origine de points gangréneux multiples. La *varicelle gangréneuse* a été décrite par de nombreux auteurs. Si on l'observe surtout de deux à cinq ans, on en a cité des cas au-dessous de cet âge, chez des nourrissons (Augier, Caillaud, Baudouin, Scott Turner).

Ces gangrènes cutanées s'accompagnent fréquemment d'autres manifestations infectieuses du côté de la peau et de l'organisme.

Quant à leurs causes, la plupart des auteurs sont d'accord pour admettre qu'on doit les chercher dans un état antérieur de santé de l'enfant plus ou moins précaire.

Le staphylocoque, presque toujours constaté dans ces gangrènes secondaires, ne saurait être mis en cause dans leur production. On a pu dans quelques cas incriminer le pyocyanique (Triboulet, Hitschmann et Kreibich). Mais il est probable que ce sont les microbes anaérobies qui sont responsables de ces processus gangréneux (Veillon).

CHAPITRE II

Les infections cutanées d'origine interne.

Etiologie et Pathogénie.

La frêle peau du nourrisson se trouve constamment exposée aux nombreux germes infectieux du milieu extérieur, d'où la fréquence des infections cutanées que nous venons d'énumérer. Elle est aussi, par sa riche vascularisation, en rapport constant avec le milieu intérieur ; mais elle ne peut être infectée par la voie sanguine qu'après infection préalable de l'organisme ou d'une de ses parties, ce qui explique la moins grande fréquence des infections cutanées d'origine interne.

Certaines lésions cutanées, au cours des états infectieux, relèvent exclusivement des toxines microbiennes qui circulent dans le sang, tels, par exemple, les érythèmes infectieux, et la plupart, probablement, des purpuras infectieux. D'autres sont la conséquence directe de l'envahissement de la peau par les agents infectieux et de la sécrétion sur place des toxines. Ce sont ces dernières seulement que nous décrirons comme infections cutanées d'origine interne.

Elles sont conditionnées, ai-je dit, par une infection préalable de l'organisme ou d'une de ses parties, et par là j'établis déjà la diversité de cet état infectieux primitif. Mais la nature de ces infections importe plus, semble-t-il, que leur généralisation. Les septicémies sont fréquentes chez les nouveau-nés, et cependant les agents dont elles relèvent viennent rarement, durant leur cours, déterminer des infections cutanées dans le sens défini tantôt. Par contre, certaines infections viscérales peuvent être le point de départ d'embolies microbiennes qui, émanées de ces foyers primitifs, vont coloniser dans la peau et y provoquent la formation de foyers infectieux secondaires en nombre variable.

On a nié la possibilité de certaines infections cutanées par la voie sanguine, en invoquant ce fait que, dans les cas incriminés, l'examen du sang n'avait point fait constater la présence de germes infectieux. Ces résultats négatifs de l'examen du sang sont sans valeur contre la pathogénie que nous invoquons ici. Tout d'abord, l'ensemencement d'une quantité de sang plus considérable que celle que l'on recueille généralement pour ces constatations serait nécessaire pour affirmer l'absence complète de germes infectieux dans le sang ; l'exemple des opinions successives sur l'absence ou la présence du bacille d'Eberth dans le sang des typhiques est à cet égard bien démonstratif. Mais, surtout, nous admettons qu'une infection générale du sang n'est pas toujours nécessaire pour que se produisent certaines infections cutanées d'origine interne. Certains germes infectieux pénétrant dans le courant circulatoire peuvent, sans cultiver dans le sang, tout en échappant en partie au moins à la phagocytose, aller se fixer dans la peau et y provoquer des lésions de nature variée.

Portes d'entrée de l'infection. — Nombreuses sont les voies par lesquelles les germes morbides peuvent pénétrer dans l'organisme du nourrisson pour, avec ou sans état septicémique, infecter secondairement la peau.

C'est d'abord les voies digestives, qu'il s'agisse primitivement d'une infection du contenu intestinal ou de la paroi de l'intestin. Le passage des germes du tube digestif dans le sang, établi pour certaines bactéries (Marfan et Marot), est très plausible, mais non absolument démontré pour d'autres.

L'appareil respiratoire, voies respiratoires supérieures, appareil broncho-pulmonaire, paraissent avoir été, dans certains cas, le point de départ d'infections cutanées graves que nous étudierons.

L'infection ombilicale détermine souvent, en dehors des infections cutanées juxta-ombilicales, une infection générale avec un retentissement secondaire du côté de la peau.

Enfin, les infections primitives de la peau sont souvent elles-mêmes, ainsi qu'on le verra au chapitre III, l'origine d'infections sanguines, en sorte que les germes morbides partis de la peau peuvent, le cycle circulatoire accompli, retourner à la peau et y déterminer des lésions secondaires.

Agents d'infection. — Les agents d'infection varient suivant la porte d'entrée et la forme de l'infection. Le streptocoque est l'agent des plus graves septicémies. Le pneumocoque a été constaté surtout dans les infections d'origine broncho-pulmonaire. Et le staphylocoque, l'agent de tant d'infections d'origine externe, peut quelquefois, nous le croyons, envahir la peau par la voie sanguine. Nous verrons l'importance qu'il faut donner aux anaérobies dans la gangrène cutanée infectieuse.

L'infection cutanée. — Dans les faits qui nous occupent, les germes venant du sang viennent se localiser dans le tégument et y déterminent des lésions infectieuses. L'examen histologique a fourni, pour quelques-unes de ces infections cutanées, la preuve de leur origine interne.

Unna a pu démontrer, dans un cas d'éruption phlycténulaire à streptocoques chez un enfant d'un an, qu'elle était le résultat d'embolisations streptococciques. En effet, au niveau des lésions, les chaînettes de streptocoque siégeaient dans les petits vaisseaux cutanés, notamment dans ceux de la papille, et n'envahissaient que plus tard et secondairement la sérosité des pustules. La présence du streptocoque dans le sang avait donc précédé sa présence dans la pustule. Par sa toxine, il détermine tout d'abord la formation de la pustule, qu'il n'envahit que secondairement lorsqu'elle est développée.

Unna également a bien démontré les différences qui distinguent la pustule staphylococcique d'origine interne de la pustule d'impétigo contagiosa. Dans celle-ci, les staphylocoques ne se trouvent que dans la couche cornée et, plus tard seulement, dans la peau, mais jamais dans la couche de Malpighi, ni dans les vaisseaux sanguins du fond de la vésicule; l'exudat de la vésicule est rapidement purulent; la couche de Malpighi est intacte. Par contre, dans la staphylose staphylococcique d'origine interne, les staphylocoques siègent dans les papilles du derme, dans la couche de Malpighi, dans les vaisseaux sanguins du fond de la vésicule, mais n'atteignent pas la couche cornée; la couche de Malpighi est nécrosée; l'exudat de la vésicule est d'abord séreux et ne devient purulent que tardivement. Ces différences dans les lésions cutanées indiquent bien la différence dans la direction du processus infectieux, qui progresse de dehors en dedans dans l'impétigo, et de dedans en dehors dans la pustulose infectieuse.

L'évolution de ces infections cutanées d'origine interne varie suivant les formes morbides. Dans certains cas, l'infection générale domine de beaucoup la situation, et ses manifestations cutanées n'ont qu'une importance secondaire. Ailleurs, les lésions de la peau constituent la localisation dominante de l'infection par leur gravité ou par leur extension. Elles peuvent, par voie externe, lorsqu'elles ont atteint l'épiderme, s'infecter secondairement, ou vice-versâ être le point de départ d'infections cutanées de voisinage, en sorte qu'à une certaine période, l'infection de la peau est faite d'éléments pathogéniques très complexes.

Les formes cliniques.

ABCÈS CUTANÉS ET SOUS-CUTANÉS D'ORIGINE INTERNE. — En décrivant les abcès multiples des nourrissons, j'ai indiqué que l'infection par voie externe ne suffisait probablement pas à expliquer tous les cas, notamment les *abcès profonds* de la peau.

Les auteurs anciens les attribuaient à une cause interne. Valleix admettait l'influence du muguet. Hervieux se rattachait à l'hypothèse d'une altération du sang. D'autres auteurs les rapprochent des abcès critiques que l'on observe dans la convalescence de certaines maladies et les rangent dans la classe des *pyodermites par élimination* (Leloir).

De fait, ils se développent dans certaines conditions qui viennent à priori à l'appui de cette opinion. Tout d'abord ils apparaissent fréquemment au cours des gastro-entérites. Hervieux, qui déjà en 1853 avait observé l'opiniâtreté de la diarrhée chez ses jeunes malades, considérait les troubles fonctionnels du conduit intestinal comme l'origine première de la maladie. Dans d'autre cas, c'est à la suite de gastro-entérites aiguës que se développent les abcès multiples. Roulland a relaté l'observation d'un nourrisson chez lequel deux poussées d'abcès multiples succédèrent à deux crises de diarrhée verte. D'autre part, en 1889, Budin, frappé de la coexistence des infections du sein chez la mère, notamment de la galactophorites et des abcès cutanés du nourrisson, admit que les staphylocoques ingérés avec le lait pouvaient être absorbés, et devenir ainsi la cause de certains de ces abcès. Marfan, Damourette, Couder, Raffaele Surra partagent cette manière de voir, à l'appui de laquelle on peut invoquer encore l'existence de ces entérites à staphylocoques chez les nourrissons au sein, décrites par Morot, qui les attribue à l'absorption des germes avec le lait. Enfin, Brunier admet que l'introduction des germes peut se faire aussi au niveau de la bouche, qui présente de si fréquentes lésions chez le nourrisson : stomatite diphtéroïde ou autres. En sorte que c'est surtout le tractus digestif dans toute sa longueur qui paraît s'ouvrir à ces germes morbides.

Les partisans exclusifs de l'origine des abcès de la peau par inoculation cutanée objectent à l'interprétation précédente que, en dehors de ces cas de pyosepticémie où les abcès sous-cutanés coexistent avec des abcès internes, on n'a pas trouvé les agents de la suppuration dans le sang des petits malades. D'autre part, lorsque la nourrice est atteinte d'abcès du sein et de galactophorite, les agents de ces suppurations peuvent se répandre sur la peau du nourrisson et y pénétrer de dehors en dedans. Quant au rôle étiologique incontestable de certaines gastro-entérites et dyspepsies chroniques, il s'expliquerait dans tous les cas par l'excrétion par la peau de toxines et de substances prédisposantes (Rodet et Courmont) sécrétées par les microbes de l'intestin, diminuant la résistance des tissus et favorisant, au niveau de la peau, la pullulation des microbes de la suppuration venant du dehors.

Nous reconnaissons, ainsi qu'on l'a vu, l'origine externe des abcès superficiels. Et c'est surtout pour la pathogénie des abcès profonds sous-cutanés que la discussion est ouverte. Il manque, il est vrai, pour la démonstration de leur origine interne, des recherches histologiques analogues à celles par lesquelles Unna a démontré l'origine hématique de certaines pustuloses. L'expérimentation n'est pas arrivée non plus à produire par voie sanguine (Karlinsky, Orloff) des abcès sous-cutanés. Mais elle n'est arrivée, peut-on répondre, par voie externe (Socin et Garré, Bockardt), qu'à produire des abcès épidermiques. Nous avons réfuté, par avance en quelque sorte, l'objection tirée de la non-constatation des staphylocoques dans le sang des nourrissons atteints d'abcès multiples. Nous savons, d'autre part. que le staphylocoque pénétrant dans la circulation peut, et assez fréquemment chez les nouveau-nés et les nourrissons, aller se fixer sur les os et y déterminer des ostéomyélites multiples, sans qu'il y ait, à proprement parler, de pyosepticémie généralisée. Pourquoi ne pourrait-il pas choisir le tissu cellulaire sous-cutané pour y coloniser dans des conditions pathogéniques analogues? Lorsqu'on étudie l'évolution clinique de certains abcès profonds débutant par une nodosité dans le tissu cellulaire sous-cutané, alors que la peau qui les recouvre est intacte, au moins au début, pour s'étendre de l'intérieur à l'extérieur (Brunier), il semble que l'on ait de fortes raisons de conclure à leur origine interne et qu'il faille chercher ailleurs qu'à leur niveau, même du côté de la peau. la porte d'entrée des germes pyogènes.

PURPURAS INFECTIEUX. — Dans le plus grand nombre des purpuras infectieux, les taches purpuriques résultent de troubles vaso-moteurs déterminés par les toxines microbiennes, et l'on ne rencontre pas dans la peau les germes infectieux. Plus rarement on a constaté la présences de microbes pathogènes au niveau des éléments purpuriques, et cette présence paraît indiquer une diffusion plus grande de la maladie, une septicémie plus sérieuse. Dans ce dernier cas seulement on peut dire qu'il y a infection cutanée.

Des faits de cette nature ont été signalés chez le nourrisson. Cette forme de purpura infectieux paraît généralement secondaire à des infections broncho-pulmonaires subaigues. Chez un enfant de treize mois, l'agent infectieux trouvé au niveau des lésions cutanées et dans le sang était le pneumocoque (Claude). Chez un autre enfant du même âge, le pneumocoque était associé au streptocoque (Ch. Lévi).

Dans l'observation de Claude, le purpura apparut au déclin d'une éruption de rougeole; il se caractérisa par une aggravation de l'état général, des pétéchies et quelques macules sanguines, mais surtout par des nodosités dermiques dont la partie centrale était absolument nécrosée. Pour Claude, la présence des microbes au niveau des lésions peut expliquer dans quelques cas leur apparence nodulaire ou bullaire avec tendances nécrotiques. Ces lésions infectieuses doivent être rapprochées de celles dont la description suit.

ÉRUPTIONS PEMPHIGOÏDES ET PUSTULEUSES. — Ces éruptions semblent dépendre généralement d'états infectieux graves. On les a constatés chez des nouveau-nés de moins d'un mois (faits de Peter, de Hutinel et Labbé, de Hemmet Holt. etc.) ou chez des nourrissons plus âgés. Hutinel et Labbé en ont donné la description suivante : « L'éruption débute par une macule, une tâche rougeâtre ou un érythème plus étendu, sur lequel apparaît rapidement une phlyctène remplie d'un liquide clair. Le liquide peut rester clair jusqu'à dessèchement de la phlyctène ; le plus souvent il devient hémorragique ou se trouble et se transforme en pus ; il peut enfin donner lieu à de la gangrène de la peau. Ces phlyctènes viennent par poussées successives, s'accompagnant généralement de fièvre. » Les dimensions de la phlyctène varient de la grosseur d'une tête d'épingle (pustulose) à celle d'une lentille et plus. Dans le fait d'Hemmet Holt, les bulles siégeant aux épaules, aux fesses, aux cuisses, mesuraient de 1/4 à un pouce de diamètre. Dans une observation de Judson Lips, chez une fillette de deux ans, l'affection débuta par des symptômes généraux graves et la production d'une immense bulle sous-ombilicale de 12 à 14 centimètres, au-dessous de laquelle le derme devint rapidement gangréneux; peu après se développèrent devant le cou et le sternum de nouvelles taches érythémateuses qui se couvrirent de bulles sans gangrène sous-jacente ; l'urine contenait des traces d'albumine ; quatre semaines après survinrent des symptômes paralytiques.

Ces éruptions pemphigoïdes sont la conséquence d'une infection générale qui vient se manifester du côté de la peau par le moyen d'embolies microbiennes, comme Unna l'a démontré. Il s'agit presque toujours d'infections staphylococciques. Cependant, dans un fait étudié par Unna (*V.* supra), il s'agissait d'une infection streptococcique: chez un enfant d'un an, cette infection streptococcique secondaire à une rougeole se caractérisa par une éruption généralisée d'abord papulo-vésiculeuse, puis pustuleuse, varioliforme.

GANGRÈNE DISSÉMINÉE INFECTIEUSE. — Contrairement aux gangrènes disséminées post-ulcéreuses que nous avons signalées précédemment (chap. I⁰¹), cette forme de gangrène, secondaire à une infection générale, se développe sans lésions préalables de la peau• Caillaut, en 1859, en donnait déjà une description magistrale, bien qu'on attribue à O. Simon l'honneur de l'avoir individualisée. Depuis, elle a fait l'objet de plusieurs travaux (Crocker, Gallois, Charmoy, etc.). Renault en a donné une bonne description clinique. Tout récemment, Veillon et Hallé élucidaient sa pathogénie.

On a rapproché cette affection de ces érythèmes et de ces purpuras terminés par gangrène qu'ont appris à connaître les travaux de Demme et de Martin de Gimard ; mais les faits observés par ces auteurs ne concernaient point des nourrissons. Du moins, elle présente des rapports assez étroits, semble-t-il, avec les éruptions pemphigoïdes que nous décrivions tantôt, dont elles paraissent être un degré plus avancé. Nous croyons aussi qu'un certain nombre de faits décrits sous le nom d'ecthyma térébrant infantile doivent en être rapprochés nosologiquement.

Cette forme de gangrène disséminée a été observée chez des nourrissons de dix mois et au-dessus. Fait essentiel, elle apparaît toujours comme manifestation cutanée d'un état infectieux général grave. Presque toujours cet état infectieux est secondaire à une rougeole, compliquée souvent déjà elle-même de broncho-pneumonie. Chez un enfant de onze mois, observé par Pineau, la maladie se développa au cours d'une infection palustre.

Des symptômes généraux, frisson, fièvre, etc..., marquent le début de la maladie qui, d'emblée, revêt les allures d'une infection. L'éruption se produit le deuxième ou le troisième jour, commençant par des bulles ecthymatiformes ou des plaques d'érythème qui se recouvrent de phlyctènes ; au-dessous le derme est nécrosé, forme eschare. Chaque plaque de gangrène est de petite dimension (un pois à une pièce de cinquante centimes) et n'a que peu de tendance à s'étendre en largeur ; elle forme, après l'ouverture de la phlyctène, le fond d'une ulcération dont les bords sont taillés à pic, cratériformes. — Toutes les lésions peuvent ne pas aboutir à la gangrène, d'où quelquefois polymorphisme de l'éruption. Dans quelques cas, on a constaté la concomitance d'abcès (Veillon et Hallé). — La température est élevée, l'état général grave, la diarrhée fréquente, la terminaison ordinairement fatale.

Au point de vue pathogénique, il semble bien démontré que ces foyers gangréneux relèvent d'une infection par voie sanguine. Audessous de la bulle, en effet, on peut trouver dès les premières heures un petit point sphacélé ; et l'examen histologique a fait constater que l'épiderme, la partie superficielle du derme, les glandes sudoripares sont relativement peu altérés, tandis que l'inflammation est surtout intense à la partie profonde du derme (Veillon et Hallé).

La plupart des auteurs ont constaté, au niveau de ces foyers gangréneux, les microbes banaux de la suppuration, streptocoque et surtout staphylocoque doré. On sait, depuis les travaux de Veillon, l'importance qu'il faut attribuer aux microbes anaérobies dans la pathogenèse des processus gangréneux. Or, dans un cas de gangrène disséminée de la peau, typique, secondaire à la rougeole, chez un enfant de dix-huit mois, Veillon et Hallé ont récemment constaté la présence, à côté du staphylocoque, d'un microbe spécial anaérobie, le bacillus ramosus, trouvé d'ailleurs déjà dans plusieurs autres affections gangréneuses : les bacilles occupaient, dans les lésions, les zones limites de l'eschare, alors que le centre etait envahi par les cocci.

CHAPITRE III

Evolution et complications des infections cutanées.

L'*évolution* des infections cutanées varie suivant les formes morbides qu'elles revêtent. La lymphangite, l'érysipèle, les déterminations cutanées des états infectieux sont des affections *aiguës*. Par contre, les pyodermites peuvent avoir une évolution absolument *chronique*, et l'on peut voir, par exemple, les abcès mutiples se reproduire chez les nourrissons pendant de longs mois.

Les unes et les autres, infections de la peau aiguës et chroniques, peuvent avoir un retentissement plus ou moins marqué sur l'état général et s'accompagner et se compliquer de déterminations viscérales.

Il ne peut entrer dans le cadre de ce rapport d'insister sur les symptômes généraux que l'on observe au cours des infections cutanées d'origine interne. Les lésions cutanées sont ici effets et non cause, localisations secondaires d'une infection primitive qui tient sous sa dépendance l'ensemble symptomatique.

Par contre, les infections cutanées d'origine externe, primitivement localisées à la peau, peuvent être le point de depart et devenir la cause de troubles généraux et de complications secondaires viscérales ou autres, INFECTIONS D'ORIGINE CUTANÉE qu'ont appris à connaître les travaux de R. Saint-Philippe, d'Hutinel, de Hulot, de Wyss, de Saurain, etc... C'est d'elles seulement que nous traiterons ici.

Deux voies sont ouvertes aux infections cutanées pour infecter secondairement l'organisme : la voie interne et la voie externe.

I. — *Dans la peau*, les agents infectieux sécrètent leurs toxines, les germes infectieux se multiplient, et aux uns et aux autres les vaisseaux lymphatiques d'une part, les vaisseaux sanguins d'autre part, sont double voie de pénétration pour envahir secondairement l'organisme.

Les germes virulents, notamment les staphylocoques, peuvent par leur passage dans les voies lymphatiques déterminer ces lymphangites que nous avons décrites ; le plus souvent ils cheminent jusqu'aux ganglions, qui leur opposent une barrière ordinairement respectée. Mais ils peuvent, dans certains cas, franchir cette barrière, portés par la lymphe gagner le canal thoracique, et par la veine sous-clavière envahir la circulation générale.

La pénétration des germes dans le sang directement par les vaisseaux sanguins paraît plus rare (Hulot) ; elle n'est cependant pas inadmissible. « Lorsqu'on examine des coupes histologiques de la peau suppurée, on voit que les capillaires situés au-dessous du foyer purulent contiennent des amas de staphylocoques libres ou englobés dans des coagulations fibrineuses ; que l'un de ces caillots se fragmente ou se détruise, ou que les germes pyogènes soient simplement entraînés par la circulation, il en résultera la possibilité d'embolies septiques et d'abcès à distance » (Hutinel et Labbé).

Par voie lymphatique ou par voie sanguine peuvent ainsi se produire des septicémies secondaires.

II. — *A la surface de la peau*, dans les infections cutanées ouvertes, dont l'impétigo est le type, les germes infectieux végètent dans les conditions les plus favorables pour des inoculations de voisinage, ainsi que nous l'avons vu. Mais les inoculations peuvent dépasser le champ cutané et se faire jusque sur les muqueuses. Plus encore : des foyers cutanés et par voie externe, les germes peuvent pénétrer dans les voies respiratoires et dans les voies digestives pour y déterminer des infections broncho-pulmonaires par inhalation, des troubles gastro-intestinaux par absorption, conséquences souvent fort graves d'une auto-contagion.

Les diverses complications que nous allons étudier relèvent toutes de processus toxi-infectieux dont l'origine est l'infection cutanée. Mais nous tenons à dire un mot, pour les éliminer du cadre de notre étude, de certains accidents que l'on a quelquefois confondus, croyons-nous, avec ceux dont nous allons parler.

On a décrit, sous le nom de *métastases*, certains accidents quelquefois graves, du côté des bronches sous forme de bronchites sibilantes, d'asthme et quelquefois de congestion pulmonaire, ou du côté des voies digestives sous forme d'entérite cholériforme ou dysentériforme, qui peuvent se produire chez les nourrissons à la disparition brusque, spontanée ou provoquée de dermatoses étendues ; dans certains cas on a constaté une alternance nette des lésions cutanées avec les affections internes. De l'observation de faits de cette nature est née l'ancienne croyance populaire, d'après laquelle il serait dangereux de guérir la gourme et les dartres.

Gaucher fait très justement remarquer qu'il importe de distinguer, parmi les affections désignées jadis sous la dénomination de gourmes, l'impétigo et la séborrhée de l'eczéma vrai. Il a rapporté plusieurs observations comme preuve du développement des accidents, que nous venons de signaler, à la disparition de certains eczémas étendus, et des dangers de les provoquer par une thérapeutique trop active de la dermatose. D'autres auteurs (Comby, etc....) ont cité des faits analogues. Quelle que soit la nature de ces accidents dénommés métastatiques, ils ne se rapportent, il faut y insister, qu'à des faits d'eczéma vrai, affection interne, diathésique, et nous n'avons pas ici à discuter cette question. L'impétigo, au contraire, infection cutanée d'origine microbienne, est une maladie que l'on doit guérir et dont la guérison ne peut avoir aucun retentissement sur l'état général (Gaucher). Il faut bien reconnaître toutefois que si cette distinction donne en principe une certaine précision aux indications thérapeutiques, celles-ci peuvent être en pratique d'une application assez délicate, lorsqu'il s'agit par exemple d'un eczéma infecté, d'un eczéma impétiginisé.

Il importe, en tous cas, de bien maintenir dans ses limites la question de la métastase. On peut voir, en effet, certaines affections et infections cutanées s'atténuer en apparence chez les nourrissons à l'éclosion d'une maladie aiguë fébrile, broncho-peumonie ou autre ; on en conclut que l'éruption rentre et que de là vient tout le mal. C'est souvent prendre l'effet pour la cause. Sous l'influence de la fièvre, en effet, des affections cutanées pâlissent, des lésions galeuses même s'atténuent, des teignes disparaissent momentanément ; la peau, dans ces conditions nouvelles de l'état fébrile, paraît devenir un milieu de culture moins favorable à certains germes et parasites. Nous verrons tantôt que certaines broncho-pneumonies résultent bien de la pénétration des germes de la peau infectée dans l'organisme, notamment par les voies respiratoires ; les atténuations des lésions cutanées que l'on peut observer alors sont non la cause, mais l'effet de l'infection générale ou viscérale. Il convient, pour une saine interprétation des faits, d'établir chronologiquement la succession des phénomènes.

ACTION DES INFECTIONS CUTANÉES SUR LE SYSTÈME LYMPHATIQUE. — Le système lymphatique est le premier à subir les effets des infections cutanées.

Toute infection de la peau, si légère soit elle, retentit sur les ganglions correspondants. A-t-elle un certain degré d'acuité. il peut en résulter des adénites suppurées, qui ne sont point rares dans les impétigos et les pyodermites.

En tous cas, les infections de la peau tant soit peu prolongées donnent naissance à des adénites chroniques dont la résolution est très lente à se faire, à des hypertrophies ganglionnaires qui peuvent devenir définitives, notamment au cou.

Les lésions de la peau et les hypertrophies ganglionnaires, qui résultent d'une infection microbienne prolongée, telle que l'impétigo chronique, font des enfants lymphatiques et des strumeux. On a admis l'existence d'un tempérament lymphatique propice à l'éclosion de l'impétigo. « Pour le bactériologiste, dit Sabouraud, cette tradition semble une erreur..... Les caractères que les auteurs assignent au tempérament lymphatique ne sont que des lésions microbiennes de l'impétigo chronique. En vérité, un enfant a l'aspect d'un strumeux quand il a traversé des poussées successives d'impétigo, et c'est le reliquat chronique de l'impétigo qui en entretient la permanence. Le lymphatisme n'est donc pas un terrain propice aux pullulations microbiennes à venir. c'est un état d'infection chronique entretenu par des poussées d'infection aiguë récidivante. »

Nous croyons qu'il y a dans cette opinion quelque chose d'excessif, si l'on veut garder au mot tempérament sa signification habituelle qui en fait plutôt une prédisposition qu'un état morbide. Dans ce sens, en raison de la grande activité de la circulation lymphatique chez les nourrissons, on peut dire que le tempérament lymphatique est plus ou moins leur tempérament normal. Et au point de vue terminologique; il serait plus juste, à mon avis, de dire que l'infection chronique de la peau crée chez eux un *état lymphatique pathologique* qui conduit à la strume, ce premier degré de l'ancienne scrofule.

Ces infections bénignes de la peau sont toujours graves par leur chronicité (Sabouraud). Tant qu'elles persistent, le système lympha-

tique résorbe et charrie des produits microbiens incessamment
renouvelés. C'est là, pour l'organisme du nourrisson, une cause
d'usure et une predisposition à de plus graves infections. Et, en
effet, comme Bazin l'avait bien vu, la gourme vulgaire, l'impétigo
chronique peuvent se compliquer de *tuberculose locale*. Chez certains
enfants, alors qu'on croyait avoir affaire à des adénites symptoma-
tiques simples, les ganglions restent volumineux, durs, après la
disparition de l'impétigo, et au bout de quelques mois on se trouve
en présence d'une adénopathie tuberculeuse (Ch. Leroux). C'est que
le staphylocoque, en se perpétuant sur un sujet, fait le jeu du bacille
tuberculeux et lui ouvre la porte. L'impétigo était, pour Bazin, le
premier pas dans la scrofule. La clinique doit retenir ce que cette
affirmation a de vrai (Sabouraud).

Action sur le sang, les organes hématopoïétiques et la nutrition
générale. Toxémies et septicémies d'origine cutanée. — I. Les infections cutanées peuvent agir sur le milieu sanguin par plusieurs
déterminismes pathogéniques.

Tout d'abord, si les lésions sont étendues, il en résulte une diminution des fonctions de la peau qui peut avoir son contre-coup sur
le milieu intérieur. Quinquaud a étudié les troubles divers de la
nutrition à la suite de dermatites artificielles, qui peuvent avoir
pour conséquence une diminution dans les échanges nutritifs :
diminution de l'oxygène absorbé et de l'acide carbonique exhalé,
augmentation dans le sang de matières extractives, etc. Il est probable que les infections cutanées, occupant une certaine étendue de
la peau, produisent des troubles analogues.

Beaucoup plus important dans les infections cutanées est le rôle
des toxines microbiennes incessamment sécrétées, résorbées, et se
diffusant dans le milieu sanguin. Il s'agit surtout des toxines sécrétées par le streptocoque et le staphylocoque. L'expérimentation a
démontré que la toxine streptococcique jouit de propriétés pyréto-
gènes et convulsivantes; la toxine staphylococcique, par contre,
contiendrait des substances hypothermisantes. Ces résultats expéri-
mentaux peuvent rendre compte dans une certaine mesure de certaines apparences cliniques qui relèveraient surtout de la *toxémie*.

Enfin, dans certaines infections cutanées, c'est le germe morbide
lui-même qui pénètre dans la circulation, et l'état de *septicémie* est
constitué. La nature de la septicémie est en rapport naturellement
avec la nature microbienne de l'infection cutanée. Mais celle-ci est
souvent mixte : si l'impétigo, par exemple, est primitivement une

infection cutanée streptococcique, cette infection devient rapidement strepto-staphylococcique, et, de fait, dans la plupart des septicémies secondaires à l'impétigo ou à l'eczéma impétiginisé, il s'agit seulement de staphylococcémie.

L'infection à staphylocoques est de beaucoup la plus fréquente des septicémies secondaires aux infections cutanées. La preuve de son existence repose sur les constatations bactériologiques du sang et des organes. Dans la plupart des cas, celles-ci n'ont été faites qu'après la mort (Hulot). Dans quelques-uns, cependant, les recherches chez l'enfant vivant ont donné des résultats positifs ; ils sont relatés dans le mémoire d'Hutinel et Labbé. Depuis, Lesné a recueilli, dans le service d'Hutinel, et rapporté l'observation d'un jeune enfant de moins de six mois présentant des abcès multiples, et chez lequel pendant la vie le liquide céphalo-rachidien, le sang de la rate, le sang du sinus longitudinal supérieur, recueillis par piqûre, donnèrent, par ensemencement, des colonies de staphylocoques blancs.

La septicémie streptococcique est fréquente à une période avancée de l'érysipèle des nouveau-nés.

Dans certaines infections cutanées à pyocyaniques, on a rencontré le pyocyanique dans le sang (Triboulet).

Enfin, dans certains cas, la septicémie est due à une association microbienne. Chez un enfant de trois mois qui succomba à une septicémie au cours d'un eczéma de la face et de la tête, l'examen bactériologique fit constater le staphylocoque blanc dans le sang du cœur, le streptocoque dans la sérosité des ventricules latéraux (Wyss). Dans un fait analogue de Bernheim, chez un enfant de quatre mois, les cultures bactériologiques du sang donnèrent trois micro-organismes : le staphylocoque blanc, le staphylocoque doré et un diplocoque analogue au diplococcus albicans tardus ; ces trois bactéries se retrouvèrent dans le liquide céphalo-rachidien et dans le péricarde.

Un fait important sur lequel il faut insister, c'est qu'en dehors des cas de septicémie où les germes circulent constamment dans le sang, et qui correspondent à une infection avancée presque toujours mortelle, il en est d'autres où l'infection du sang est en quelque sorte temporaire, constituée par des décharges microbiennes qui se font à certains moments. Chez un enfant de seize mois atteint d'eczéma étendu observé par Bernheim, on trouva, pendant une période fébrile, du staphylocoque doré très virulent dans le sang ; après disparition de la fièvre, l'examen du sang fut négatif.

II. — Les infections cutanées à forme aiguë déterminent une réaction des organes leucopoiétiques qui se manifeste par une leucocytose plus ou moins marquée. Chez des nourrissons atteints de simples abcès, mon interne, M. Combe, a noté une leucocytose allant de 12,000 à 20,000 globules blancs. Cette réaction est une polynucléose. Nobécourt et Merklen avaient déjà constaté cette polynucléose chez des nourrissons atteints de pemphigus et d'impétigo et l'opposent à la réaction leucocytaire inconstante de la varicelle où l'on constate plutôt de l'hypopolynucléose. Dans un cas d'impétigo du cuir chevelu avec ecthyma gangréneux, le nombre des leucocytes s'éleva à 21,000 globules blancs, dont 72 0/0 de polynucléaires neutrophiles (Nobécourt et Merklen).

Dans les infections graves, on peut constater dans le sang la présence d'hématies nucléées. Chez un enfant de mon service âgé d'un mois, atteint d'un volumineux abcès de la paroi abdominale, suivi de nouveaux abcès intradermiques par inoculation, Raybaud et Vernet ont constaté une poussée normoblastique notable : de 700 à 800 hématies nucléées. Fait intéressant : tandis que le nombre des hématies nucléées augmentait jusqu'à la mort, le nombre total des leucocytes, primitivement très augmenté (48,000 globules blancs), s'abaissa à mesure que l'infection se généralisa et descendit à 16,000.

Ces poussées leucocytaires et normoblastiques traduisent les réactions de défense de l'organisme. Mais les infections prolongées déterminent dans le sang les lésions de l'anémie, caractérisées par une diminution notable des globules rouges et surtout un abaissement du taux de l'hémoglobine. Chez un enfant atteint d'impétigo étendu, avec abcès et polyadénie, l'examen du sang donnait à Hulot les résultats suivants : N. gl. r. : 4,061,000 ; R. 2,216,000 ; G. 0,54 ; Bl. : 3,576.

A ces réactions ou à ces altérations du sang correspondent des lésions des organes leuco et hématopoiétiques. Nous avons parlé des hypertrophies ganglionnaires. On a signalé l'hypertrophie de la rate dans certaines infections cutanées prolongées et graves.

III. — *Cliniquement*, ces processus toxi-infectieux au cours des infections cutanées se manifestent par des symptômes généraux d'une allure très variable. Toxémie et septicémie combinent leur action pour les produire ; mais, d'une manière générale, on peut dire que les formes apyrétiques, peu fébriles du moins, et même hypothermiques, relèvent plutôt de la toxémie, tandis que les formes aiguës et hyperthermiques sont attribuables surtout à la septicémie.

a) Les infections prolongées de la peau, notamment les abcès multiples qui peuvent se répéter pendant de longs mois chez les nourrissons, produisent une *anémie* plus ou moins profonde, que démontrent d'ailleurs les examens du sang, et qui se traduit par la pâleur des téguments. A cette anémie s'ajoutent des *troubles de la nutrition générale* avec amaigrissement, fonte du tissu cellulo-graisseux et sécheresse de la peau. La température reste souvent au-dessous de la normale. L'accentuation de ces symptômes conduit le nourrisson à une cachexie croissante, à laquelle il finit par succomber, à moins que des complications surajoutées, qui ne demandent qu'à se développer sur ce terrain préparé, des complications broncho-pulmonaires surtout, ne viennent hâter la terminaison fatale.

b) Au cours des infections cutanées surviennent quelquefois des *poussées febriles* plus ou moins accentuées, avec agitation ou abattement de l'enfant, et qui ne correspondent, au moins primitivement, à aucune localisation morbide. Ces accidents aigus sont probablement en rapport avec des poussées microbiennes ou des recrudescences des résorptions toxiques. Elles peuvent, dans quelques cas, aboutir à des localisations infectieuses secondaires.

Les plus graves de ces accidents aigus peuvent se présenter sous deux formes :

La *forme pyo-septicémique*, dans laquelle le passage des germes infectieux dans le sang va provoquer, par embolies microbiennes, des suppurations secondaires dans l'organisme, du côté des poumons, du côté des reins rarement, dans les séreuses (plèvre et péricarde), dans les articulations et dans la peau même (abcès cutanés d'origine pyohémique). La gravité de l'infection est naturellement en rapport avec le siège (viscéral ou autre) et le nombre des localisations secondaires dont nous parlerons par la suite.

La *forme septicémique pure*, qui peut présenter une évolution absolument *suraigue*, dont il me paraît utile de donner quelques exemples :

Un enfant de trois mois, atteint d'eczéma de la tête et de la face, est pris de convulsions et meurt en vingt-quatre heures (Wyss). — Un enfant de quatre mois présente un eczéma suintant et croûteux, avec légère albuminurie, hypertrophie des ganglions et de la rate ; l'enfant est, un matin, trouvé mort dans son lit (Bernheim). — Un enfant de cinq mois, atteint d'eczéma séborrhéique généralisé avec stomatite, est pris de fièvre à 38°5. La température s'élève à 39°, 40°, 41°, et la mort arrive dans le coma, le quatrième jour (Legendre). — Un enfant de huit mois et demi est atteint d'abcès multiples du cuir chevelu, avec éruption miliaire rouge généralisée ; la température monte à 39°, 40°, oscille le quatrième jour entre 41° et 42°, et la mort survient le cinquième jour à 42°8 (Hutinel et Labbé).

Dans ces faits, sauf le troisième où les recherches n'ont pas été faites, l'examen bactériologique du sang a démontré l'existence d'une septicémie à staphylocoques, pure ou associée. Les germes infectieux peuvent être également trouvés dans les séreuses et le liquide céphalo-rachidien.

Ce qui caractérise essentiellement ces faits de septicémie suraigue pure, c'est qu'on ne constate du côté des viscères, soit pendant la vie, soit à l'autopsie, aucune lésion suffisante pour expliquer la mort. Cliniquement, le symptôme essentiel est l'élévation progressivement croissante de la température, à laquelle peuvent s'ajouter, à un certain degré thermique, des phénomènes nerveux, coma et convulsions. L'évolution de la maladie est des plus rapides, puisque la mort peut survenir au bout de quatre ou cinq jours, en moins de vingt-quatre heures, quelquefois chez les plus jeunes.

COMPLICATIONS DU CÔTÉ DES MUQUEUSES. — Les muqueuses sont le prolongement interne de la peau. Dans les infections cutanées, les germes infectieux, par leur dissémination, peuvent inoculer les muqueuses de voisinage, et, de fait, ces inoculations secondaires sur les muqueuses sont fréquentes.

Du côté des yeux, il faut citer les *blépharites* et surtout la *kérato-conjonctivite*, la *kératite phlycténulaire* si fréquente chez les enfants impétigineux, conséquence de l'éruption d'une vésicule d'impétigo sur la conjonctivite ou la cornée. On a rencontré également des kérato-conjonctivites graves au cours des gangrènes disséminées (Charmoy, Caillaud).

La *rhinite ulcéro-croûteuse du vestibule* n'est point rare.

L'*otite suppurée* est fréquente au cours des pyodermites des nourrissons. Tantôt il s'agit d'une otite externe par extension de l'infection au conduit auditif. Ailleurs, une infection ascendante de la trompe détermine une otite moyenne avec perforation fréquente du tympan.

Du côté de la bouche, nous signalerons tout d'abord *les fissures et ulcérations des lèvres*, et surtout les *stomatites*, stomatite impétigineuse de Comby, stomatites diphtéroïdes qui sont le plus souvent des infections à staphylocoques (Sevestre et Gastou). Ces infections buccales peuvent secondairement déterminer, par infection canaliculaire, ascendante des *parotidites, des suppurations sousmaxillaires*, etc.

Chez les petites filles, on observe souvent des *vulvites* par infection de voisinage (Bézy), vulvites à staphylocoques à différencier des vulvites à gonocoques.

Complications broncho-pulmonaires. — Les complications bronchopulmonaires comptent parmi les plus fréquentes et les plus graves. Elles peuvent se produire de deux façons différentes.

Dans un premier ordre de faits, et il semble bien que ce soient les plus fréquents, l'infection broncho-pulmonaire se fait par voie externe. De même que les germes infectieux de la peau peuvent venir s'inoculer sur la muqueuse de la bouche, ils peuvent, franchissant les premières voies respiratoires, arriver par inhalation dans l'arbre trachéo-bronchique et déterminer ainsi une infection bronchique et broncho-pulmonaire. Dans une seconde série de faits, l'infection pulmonaire se fait par voie interne, par voie sanguine ; elle nécessite l'existence d'une septicémie préalable plus ou moins accentuée.

a) Les *broncho-pneumonies par inhalation* viennent compliquer surtout les infections cutanées superficielles, ouvertes et étendues.

C'est au cours d'impétigos, principalement d'impétigos greffés sur de vastes surfaces d'eczéma, au cours d'eczémas croûteux, que se produisent les infections broncho-pulmonaires les plus graves. Cette gravité s'explique par la grande virulence que peut présenter le streptocoque de l'impétigo (Sabouraud) et ceux qui lui sont associés. Il est même étonnant que ces infections bronchiques ne soient pas plus fréquentes encore chez ces enfants, porteurs de vastes surfaces infectées, dont les croûtes se détachent à chaque instant dans l'atmosphère où ils respirent.

Quelques-uns de ces faits sont rapportés par les auteurs (Saint-Philippe, Leroux, Hulot, Wyss, etc.). Sur onze observations relatées par ce dernier, neuf concernent des enfants de moins de deux ans, quelques-unes, des enfants de quelques semaines seulement. En dehors des impétigos et eczémas impétiginisés, les infections broncho-pulmonaires ont été signalées dans d'autres infections cutanées, dans les abcès multiples (Renault), dans les gangrènes disséminées (Caillaud). Des infections cutanées très localisées me paraissent

même pouvoir leur donner naissance : j'ai vu chez des nouveau-
nés de quelques jours la broncho-pneumonie suivre de très près
le développement d'une tourniole, d'un abcès unique.

Ces infections bronchiques se montrent généralement d'une
grande gravité et d'une marche rapide. Chez les nouveau-nés
débiles, elles peuvent évoluer sans température élevée, quelquefois
même avec hypothermie et cyanose. Mais chez les nourrissons de
quelques mois, elles déterminent d'emblée de l'hyperthermie, se
manifestent à l'auscultation par des râles fins aux deux bases, qui
rapidement envahissent les deux poumons de bas en haut, souvent
sans foyer d'hépatisation, et se terminent par la mort en trois ou
quatre jours avec des températures de 42°. 43°. Cette évolution
suraiguë de l'infection septique des bronches est à rapprocher de
celle que l'on observe dans certaines septicémies pures. C'est qu'il
s'agit d'une infection analogue, qui envahit l'organisme dans un
cas par la voie sanguine, dans l'autre par les voies respiratoires.
Assez souvent, d'ailleurs, il y a coïncidence de septicémie et d'infection broncho-pulmonaire.

Ces complications broncho-pulmonaires ne sont pas toujours
cependant d'une aussi grande gravité ; quelques-unes évoluent de
façon moins aiguë et peuvent se terminer par guérison. Mais d'une
manière générale, il faut se méfier de toute complication broncho-
pulmonaire survenant chez un nourrisson infecté de la peau, et
notamment porteur d'eczéma étendu plus ou moins impétiginisé.

Au cours de ces broncho-pneumonies, les lésions de la peau
pâlissent souvent, ainsi que nous l'avons dit. Nous sommes convain-
cu, et nous le répétons, que parmi les faits qui sont décrits sous le
nom de métastases de l'eczéma, il en est plusieurs, beaucoup
peut-être, qui sont des infections bronchiques d'origine cutanée et
doivent rentrer dans le cadre de ceux que nous venons de signaler.

b) *Les infections pulmonaires par voie sanguine* sont, croyons-
nous, plus rares. Certains faits, cependant, démontrent nettement
leur existence.

Leur mode d'origine explique leur coïncidence fréquente avec
d'autres localisations d'une pyo-septicémie. Dans une observation
d'Hulot, il s'agissait d'une infection aiguë à staphylocoques chez
un impétigineux; le poumon présentait un infarctus à noyau
gangréneux, entouré de noyaux purulents de broncho-pneumonie; il y avait en même temps une péricardite suppurée
et des abcès multiples. Dans un autre fait du même auteur,
il s'agissait d'une septicémie à streptocoques secondaire à une

plaque d'érvsipèle : le poumon contenait de petites vacuoles pleines de pus ; plusieurs articulations étaient également remplies de pus.

Cependant, dans quelques cas la localisation pulmonaire existe seule. Wibault a étudié récemment ces infections pulmonaires par apport vasculaire dans les streptococcies des nourrissons. Il cite une observation de Pfuhl, dans laquelle, bien que l'infection fût générale, le streptocoque n'avait guère causé de lésions appréciables que dans le poumon, sous forme de noyaux du volume d'un pois à une cerise. Dans une observation communiquée par Méry, il s'agissait d'un enfant de six mois, porteur de pustules d'ecthyma compliquées de lymphangite suppurée, puis de symptômes pulmonaires ; les lésions pulmonaires ressemblaient bien plus à *des abcès du poumon* qu'à une véritable broncho-pneumonie ; ces abcès contenaient du streptocoque, ainsi que le sang puisé dans le cœur.

Des pleurésies purulentes peuvent se développer dans deux conditions, soit consécutivement à une broncho-pneumonie, soit comme manifestation d'un pyohémie. On en a rencontré chez des nouveau-nés, secondairement à des infections cutanées très variées : une tourniole (d'Astros), une lymphangite gangréneuse du scrotum (Lagasse), etc.

COMPLICATIONS GASTRO-INTESTINALES. — Les troubles digestifs sont fréquents au cours des infections cutanées, étendues et persistantes.

Tantôt il s'agit de troubles dyspeptiques plus ou moins accentués, paraissant surtout en rapport avec la détérioration générale de l'organisme qui résulte de l'intoxication chonique d'origine cutanée dans les pyodermites.

Mais dans d'autres circonstances, ces troubles prennent l'allure grave d'une infection digestive aiguë. C'est surtout encore au cours d'impétigos chroniques, de larges eczémas croûteux, que se développent ces accidents. Ils surviennent souvent brusquement. Ils revêtent la forme d'infection gastro-intestinale pyrétique ; ailleurs, celle d'un véritable choléra infantile, mortel en un ou deux jours. Thiercelin, Hutinel, Hulot en ont cité des exemples.

La gravité de certains troubles digestifs chez les nourrissons eczémateux est à retenir. Mais la pathogénie de ces accidents reste encore imprécise. C'est aussi dans des faits de cette nature que certains auteurs font appel à la théorie de la métastase. Le plus souvent, croyons-nous, il s'agit d'infections digestives secondaires, dont l'allure grave et rapide rappelle celle de ces infections bronchiques aiguës et suraiguës dont nous venons de parler.

Il resterait encore à établir la nature de ces infections digestives secondaires. Pour Hutinel et Labbé, le coli-bacille en serait la cause habituelle. « Sa virulence, disent-ils, est exaltée par les toxines du staphylocoque, et c'est lui qu'on retrouve dans le sang et les organes après la mort. » L'agent infectieux n'est probablement pas le même dans tous les cas. On a insisté depuis quelques années sur le rôle du streptocoque dans certaines entérites (Escherich, Nobécourt) ; on a également démontré l'existence d'entérites à staphylocoques (Moro). Streptocoques et staphylocoques se trouvent en abondance à la surface de certaines peaux infectées chez les nourrissons, dans leur bouche souvent, à la porte de leurs voies digestives. Dans les infections digestives secondaires aux infections cutanées, on n'a pas démontré encore qu'ils aient eu une action directe ; mais la question pathogénique des faits analogues à venir doit, croyons-nous, être mise à l'étude.

Le *foie* présente souvent les lésions du foie infectieux.

COMPLICATIONS DANS L'APPAREIL CIRCULATOIRE. — Les *phlébites* sont très rares dans les infections cutanées du nourrisson, qui ont beaucoup plus de tendance à déterminer des lymphangites. Hulot, cependant, a observé chez une fillette de deux ans, atteinte d'impétigo ulcéreux et gangréneux de la tête, une thrombose des sinus ayant pour point de départ une phlébite de la veine mastoïdienne.

L'*endocardite* n'a pas été signalée chez le nourrisson.

La *péricardite* a été constatée quelquefois, péricardite purulente, manifestation de pyohémie, et dont le développement n'est généralement pas reconnu pendant la vie.

COMPLICATIONS RÉNALES. — Nombreuses sont les complications d'*albuminurie* et de *néphrite* dans les cas d'impétigo, d'eczéma impétiginisé, d'ecthyma, de gale, etc. Mais la plupart des faits rapportés par les auteurs concernent des adultes ou des enfants du second âge.

La littérature médicale est beaucoup plus rare en documents pour ce qui concerne les nourrissons. Cette rareté peut tenir en grande partie à ce qu'on néglige souvent d'examiner leurs urines. Quelques faits témoignent, cependant, que les infections cutanées peuvent aussi chez eux agir sur les fonctions et le tissu du rein. Marfan a observé un enfant de six mois, atteint d'eczéma séborrhéique, et qui eut à la fois une bronchite intense et de l'albuminurie avec bouffissure des téguments, dont il guérit d'ailleurs en quelques jours. Un autre enfant de quatre mois, après avoir eu de l'albuminurie, mourut brusquement dans le coma. — Wyss rapporte l'observation d'un enfant de dix-huit mois, porteur d'un eczéma croûteux très étendu, et dont l'urine contenait du sang, des cylindres hyalins et quelques-uns épithéliaux; les cultures du sang y firent constater la présence du staphylocoque; l'enfant guérit. — Chez un enfant de six mois porteur d'abcès multiples, de furoncles et de pustules à staphylocoques, avec présence de staphylocoques dans le sang et le liquide céphalo-rachidien, Lesné constata que l'urine contenait de l'albumine en notable proportion: expérimenta-ment, suivant la méthode du professeur Bouchard, elle se montra convulsivante et très toxique, 22 centimètres cubes suffisant à tuer un kilogr. de lapin. Des lésions nettes de néphrite furent cons-tatées à l'autopsie, prédominant dans le labyrinthe; les glomérules étaient normaux, tandis que les tubes contournés et les branches descendantes étaient très atteints.

Les infections cutanées agissent sur les reins par leurs toxines ou par le passage des germes infectieux dans le sang. Les lésions rénales paraissent porter surtout sur l'épithélium, les glomérules restant moins atteints. Dans les cas de pyohémie, on peut constater des abcès miliaires dans les reins.

COMPLICATIONS CÉRÉBRO-SPINALES. — Les complications du côté du système nerveux peuvent avoir deux origines. Tantôt les accidents sont dus à la propagation d'une infection de voisinage. Le plus souvent ils sont sous la dépendance d'une infection générale.

I. — Dans une observation déjà citée d'Hulot, une thrombose des sinus, secondaire à un impétigo ulcéreux de la tête, se mani-festa par des symptômes nerveux, mydriase, coma sous la dépen-dance d'un épanchement ventriculaire par stase.

J'ai rapporté l'observation d'un nouveau-né qui à la suite d'un abcès de la nuque, consécutif à un traumatisme obstétrical, présenta les symptômes d'une hydrocéphalie aiguë, à laquelle il succomba rapidement. Les ventricules du cerveau, fortement distendus, con-tenaient 200 centimètres cubes de pus environ. L'infection ventri-culaire s'était faite vraisemblablement par les voies lymphatiques et l'espace sous-arachnoïdien. Les méninges extra-ventriculaires étaient saines.

II. — Mais les complications cérébro-spinales se montrent surtout, dans les infections cutanées, comme conséquence d'une infection générale, d'une septicémie ou d'une infection broncho-pulmonaire et viennent se surajouter au tableau clinique.

Dans les cas les plus aigus avec hyperthermie, l'enfant est pris de raideur de la nuque, quelquefois de strabisme, souvent de convulsions, et la mort survient rapidement.

Dans les cas à évolution plus lente, laissant à un épanchement le temps de s'effectuer, on constate la dilatation des veines temporales, la tension de la fontanelle, signes objectifs qui dénotent le début d'une hydrocéphale aiguë ou subaiguë.

Les lésions varient dans les deux cas. Dans le premier, on ne constate guère que de la congestion des méninges. Dans le second, il existe manifestement une augmentation du liquide céphalo-rachidien avec dilatation des ventricules. Wyss a rapporté plusieurs observations de cette nature. Ces faits correspondent à ce que l'on décrit actuellement sous le nom de méningite séreuse. La méningite purulente est beaucoup plus rare.

Il se peut que, dans certains cas, ce soient les toxines résorbées au niveau de la peau qui déterminent les symptômes nerveux et les lésions correspondantes. Mais fréquemment l'on a constaté la présence des germes infectieux, staphylocoques et streptocoques, dans le liquide cérébro-spinal (Wyss, Bernheim, Hutinel, Hulot, Lesné, etc.). On peut même dire que lorsque, dans les infections cutanées, la septicémie se produit, lorsque les germes infectieux passent dans le sang, on les trouve aussi presque constamment dans le liquide cérébro-spinal.

Complications osseuses et articulaires. — **I.** Depuis que Lannelongue a démontré qu'une lésion cutanée était souvent la porte d'entrée des agents de l'*ostéomyélite*, les faits à l'appui de cette opinion se sont multipliés.

On sait combien sont relativement fréquents les faits d'ostéomyélite dans la première enfance, notamment dans la première année de la vie (Broca, Aldibert, Braquehaye, d'Astros, etc.). Eh bien ! chez les bébés également, la voie d'entrée de ces ostéomyélites est très souvent une lésion et une infection cutanée.

Ce peut être la plaie ombilicale (Dardenne, Braquehaye), la mammite des nouveau-nés (Goullioud, Kormann), les pustules vaccinales (Otto Soltmann, Lindemann, Braquehaye), une plaie de vésicatoire (Braquehaye), un abcès de la pulpe du doigt (d'Astros), des tournioles, des panaris, l'impétigo (Braquequeye).

Il est un fait à remarquer, c'est que c'est surtout à la suite de lésions limitées que se développent ces ostéomyélites, beaucoup plus rares, semble-t-il, au cours des infections étendues et graves de la peau. Nous constatons simplement le fait sans chercher à l'expliquer.

II. — *Les arthrites suppurées*, conséquence d'une infection cutanée, peuvent être observées dans des conditions pathogéniques différentes.

Le plus souvent, probablement, les arthrites suppurées des nourrissons sont la conséquence d'ostéomyélites épiphysaires avec propagation à l'articulation (Lagasse); souvent la lésion ostéomyélitique est si limitée qu'elle peut passer inaperçue cliniquement, et la suppuration articulaire paraît primitive.

Dans un second ordre de faits, les arthrites suppurées sont sous la dépendance d'une pyohémie et coïncident généralement avec d'autres suppurations du côté des séreuses (péricarde, etc.) et des organes.

CHAPITRE IV

La thérapeutique des infections cutanées.

Le rôle des infections cutanées dans la pathologie des nourrissons, les complications graves auxquelles elles peuvent donner lieu, les conséquences ultérieures qu'elles ont souvent sur la santé générale de l'enfant, font comprendre, sans qu'il soit nécessaire d'insister, l'importance du traitement de ces infections, et plus encore des moyens propres à les prévenir.

Bien entendu je n'insisterai ici que sur les principes généraux de la thérapeutique.

Prophylaxie.

Les principes de prophylaxie pour prévenir les infections cutanées peuvent se réduire à deux : 1° mettre l'enfant à l'abri des contagions du dehors ; 2° combattre ses prédispositions individuelles.

I. — La contagion, nous l'avons vu, peut s'observer dans la famille. Mais elle est surtout à craindre dans les hôpitaux d'enfants, dans les crèches.

La séparation des enfants sains des infectés, l'isolement de ces derniers dans des chambres spéciales, dans des box, est la première loi qui s'impose, et qui malheureusement n'est pas partout d'une réalisation facile.

Secondement, hygiène des locaux occupés par les enfants. Aération. Ensoleillement. Suppression du balayage à sec dans les salles d'hôpital et dans les crèches. Désinfection complète des couveuses.

En troisième lieu, mesures de propreté des personnes préposées aux soins des enfants. Désinfection des mains, des nurses et des infirmières, surtout dans le cas où elles sont appelées à s'occuper successivement d'enfants infectés et d'enfants sains.

Les soins à donner à l'enfant sont de la plus grande importance. Les langes doivent être changés dès qu'ils sont souillés. Il faut recommander l'usage des bains quotidiens. Attention particulière doit être apportée aux soins de propreté de la tête, que l'on doit débarrasser, par des lotions savonneuses, des crasses séborrhéiques qui l'envahissent si souvent; les croûtes grasses seront préalablement ramollies par des lotions huileuses, et même par des pansements humides.

Enfin, il faut insister sur la propreté absolue des linges destinés aux nouveau-nés et nourrissons, et mieux encore, surtout dans les hôpitaux d'enfants et les crèches, sur l'emploi des linges stérilisés. Weil et Agnel ont démontré la supériorité des linges stérilisés sur les linges simplement lessivés. Par la substitution des premiers aux seconds, ils ont vu diminuer notablement le nombre et la gravité des infections cutanées. Depuis cette réforme la mortalité dans la crèche dirigée à Lyon par M. Weil a diminué de 6 0/0 (Dennery).

II. — Les prédispositions des enfants aux infections cutanées sont générales et locales.

Il serait banal d'insister sur les prédispositions génerales dues à la naissance prématurée, à la débilité congénitale, à la tuberculose, etc..., contre lesquelles le médecin a à lutter. Mention spéciale cependant doit être faite des vices d'alimentation et des troubles digestifs du nourrisson, qui, par une pathogenèse variée, conditionnent un si grand nombre d'affections cutanées. Soins de propreté et d'asepsie des seins de la nourrice, surtout dans les cas de lésions du mamelon ou d'abcès, changement de nourrice au cas de galactophorite, hygiène alimentaire bien dirigée, traitement des troubles digestifs dès leur apparition, rentrent dans les plus essentielles des règles de prophylaxie.

Les prédispositions locales sont constituées par ces lésions de la peau, qui sont souvent la porte d'entrée de l'infection. En premier lieu la plaie ombilicale, dont l'asepsie doit être surveillee de la naissance à complète cicatrisation. Les moindres plaies accidentelles, les moindres lésions de la peau doivent être recouvertes de pansements occlusifs, et, s'il y a lieu, antiseptiques. Il convient de surveiller les eczémas au point de vue d'une impétiginisation possible et de s'attaquer à celle-ci dès son début.

Traitement curatif.

I. — *Traitement local.* — Ce traitement doit remplir un double but : 1° il doit stériliser les pyodermites et les régions infectées de la peau ; 2° il doit empêcher les inoculations ultérieures.

Il est bon généralement de commencer le traitement par une désinfection générale de la peau. Le moyen le plus efficace est, chez les nourrissons, le bain de sublimé à 1/15,000 : 1 gramme de sublimé pour 15 litres d'eau. Si l'on craint l'action du sublimé dans le cas de lésions trop étendues, on le remplacera par un bain savonneux suivi de l'application de pommade à la vaseline naphtolée à 1/10 (Hutinel). Ces bains pourront être répétés pendant le cours du traitement.

a) Dans les infections superficielles *ouvertes*, la double indication, que nous formulions tantôt, doit être réalisée par des lavages pour aseptiser, par des pansements pour préserver les régions voisines. Mais une notion essentielle doit dominer les indications thérapeutiques, c'est celle de la délicatesse toute spéciale de la peau du nourrisson : une préoccupation doit présider à l'institution du traitement, c'est avant tout de ne pas nuire. A certaines applications intempestives la peau du nourrisson réagit par des érythèmes, qui créent un terrain favorable à l'extension de certaines infections et qui peuvent aggraver la situation.

Ce respect dû à la peau du nourrisson guidera tout d'abord dans le choix des liquides et des solutions de lavage. L'eau bouillie avant tout, l'eau bicarbonatée quelquefois, l'eau très légèrement boriquée, suffiront dans bien des cas; les lavages seront répétés toutes les 24 heures, quelquefois deux fois par jour, avant les pansements. Dans certains cas déterminés, sur lesquels nous reviendrons. les lavages à l'eau d'Alibour étendue, les attouchements à l'eau oxygénée. seront des plus efficaces.

Comme pansement, après un lavage à l'eau bouillie. l'application d'une simple gaze aseptique sans incorporation d'antiseptiques répondra bien souvent aux indications par son pouvoir absorbant. Comme pommades, on donnera la préférence aux pâtes épaisses de zinc, additionnées quelquefois d'une faible dose d'acide borique ou d'acide salicylique. Les pâtes sont préférables aux emplâtres. Si l'on avait recours à ceux-ci, on choisirait l'emplâtre de zinc de préférence à l'emplâtre rouge de Vidal et au Vigo. Dans les formes suintantes on emploiera les poudres, telles que mélange de talc, de sous-nitrate de bismuth et d'oxyde de zinc.

Il est certains agents thérapeutiques dont mention spéciale doit être faite.

Les sulfates de zinc et de cuivre, tels qu'ils entrent dans la composition de l'*eau d'Alibour*, sont, ainsi que Sabouraud y est revenu récemment, les meilleurs antiseptiques à employer contre l'impétigo. L'eau d'Alibour peut être employée au 1/5 pour les lavages; mais, même étendue de 10 et 15 fois son volume d'eau, elle est encore fort active et souvent suffisante chez les nourrissons. Chez eux, les lavages répétés sont moins pratiques que les pansements humides permanents que Sabouraud conseille sous forme de cataplasmes de fécule ou d'amidon cuit, arrosés d'eau d'Alibour au 1/3 ; le pansement est maintenu par une bande de laine qu'on soulève toutes les trois ou quatre heures pour mouiller le pansement.

L'eau oxygénée est un excellent antiseptique qui a été appliqué par Marfan au traitement des affections pyodermiques de l'enfance : ecthyma, impétigo, folliculites, abcès sous-cutanés multiples après incision. L'eau oxygénée a le grand avantage de ne pas être toxique. Il n'y a aucun inconvénient à se servir d'eau pure à 10 ou 12 volumes, pourvu que ce soit en lotions et non en application permanente (Cochart).

L'iodoforme est un antiseptique puissant, mais qui peut présenter des dangers. Il doit être réservé aux formes graves et localisées de l'infection cutanée, telle que l'ecthyma térébrant (Lascoronsky) et les gangrènes de la peau.

b) Dans les lésions que le médecin est appelé à *ouvrir*, tels que furoncles, abcès multiples, il est certaines précautions à prendre pour empêcher les inoculations de voisinage. Grégor (de Breslau) conseille le procédé suivant : savonner et nettoyer à l'éther la région de l'éruption, l'enduire d'une couche épaisse de vaseline boriquée à 10/100 pour protéger la peau des inoculations secondaires; puis inciser tous les abcès, même ceux qui ne présentent pas encore de fluctuation, et les vider complètement ; éponger soigneusement les gouttes de pus et de sang, sans enlever la pommade; panser à sec. En quatre ou six séances on peut obtenir une guérison définitive.

II. — *Traitement général.* — L'état général, dans les formes aiguës des infections cutanées, doit être quelquefois soutenu par les stimulants généraux (grogs, caféine, huile camphrée en injections). Je ne puis aborder ici le traitement des nombreuses complications que j'ai signalées.

Dans les formes chroniques à tendance cachectique, on peut tirer quelque profit des injections sous-cutanées d'eau salée, à condition que l'enfant ne soit ni tuberculeux, ni néphritique. Mais c'est surtout à des conditions d'hygiène générale, à une alimentation appropriée et à l'ensoleillement par le séjour à la campagne, et quelquefois au bord de la mer, qu'il faut demander la reconstitution de ces petits organismes infectés.

INDEX BIBLIOGRAPHIQUE

N.-B. — J'indique seulement ici les sources auxquelles j'ai eu recours pour ce rapport.

ALDIBERT......... De l'ostéomyélite chez les enfants au-dessous de deux ans. — Rev. des mal. de l'enfance, 1894.

ASTROS (L. d').... La pleurésie chez le nouveau-né. — La Pédiatrie pratique, 1903.

id. L'ostéomyélite chez l'enfant au-dessous de trois mois. — Rev. des mal. de l'enfance, 1901.

id. Les Hydrocéphalies. — Paris, 1898.

AUGIER........... Varicelle et ses complications. — Journ des Sc. méd. de Lille, 1894.

AUSSET.......... Echo médical du Nord, 1897.

BALZER ET GRIFFON. Le streptocoque agent pathogène de l'impétigo et de l'ecthyma. — Soc. biol., 1897.

BAUDOUIN...... .. Contribution à l'étude de la varicelle gangréneuse. — Thèse de Paris, 1897.

BAUDOUIN ET WICKLAM. Ecthyma térébrant de l'enfance. — Ann. de Dermatol., 1888.

BERHEIM .... Centralblatt für bakteriol., 1894.

BÉZY............. Les infections superficielles chez l'enfant. — Journ. des praticiens, 1896.

BOCKHARDT....... Etiologie et traitement de l'impétigo. — Monatsch. f. pract. Dermat., 1887.

'BOLOGNINI.... ... Staphylococcie varicelleuse. — La Pédiatrie, 1897.

BOULARAN....... L'impétigo au point de vue bactériologique. — Th. de Paris, 1898.

BRAQUEHAYE...... De l'ostéomyélite chez les enfants en bas-âge. — Gaz. hebdom., 1895.

BROCA... .... Lymphangite gangréneuse du scrotum chez le nouveau-né. — Gaz. hebd., 1900.

BROCQ... . ... Art. : Pemphigus. — La Pratique dermatologique.

BRUNIER........., Abcès de la peau chez l'enfant du premier âge. — Th. de Paris, 1901.

BUDIN .... Pathogénie de certains abcès du sein. — Acad. de Méd., 1889.

CAILLAUD........ Gangrènes infectieuses disséminées de la peau chez les enfants. — Th. de Paris. 1896.

CAILLAUT .... Traité pratique des maladies de la peau chez les enfants. 1859.

CASTUEIL......... Le percement des oreilles. — Arch. de méd. des enf., 1899.

CHARMOY......... Des gangrènes disséminées de la peau chez les enfants. — Th. de Paris, 1890.

CLAUDE .... Purpuras infectieux et toxiques chez les enfants. — Rev. des maladies de l'enf., 1896.

COCHART......... L'eau oxygénée dans le traitement des pyodermites. — Th. de Paris, 1900.

COMBY........... Art. : Eczéma. — In Traité des maladies de l'enfance., 1898.

id. De quelques stomatites de l'enfance. — Rev. des maladies de l'enf., 1888.

COUDER .... Abcès multiples chez les nourrissons. — Rev. des mal. de l'enf., 1890.

CROCKER......... Gangrènes multiples de la peau chez les enfants et ses causes. — Roy. med. chirur. Trans., 1887.

DAMOURETTE ..... Affections des nourrissons déterminées par la galactophorite de la nourrice. — Th. de Paris, 1893.

DEMME........... Sur les érythèmes graves et les gangrènes aiguës multiples de la peau. — Fortschritte der Med., 1888.

DENNERY......... Le linge stérilisé; son emploi contre les infections cutanées des nourrissons. — Th. de Lyon, 1904.

DÉSANDRÉ........ La varicelle suppurée. — Th. de Paris, 1901.

DUVERNAY........ Lymphangite gangréneuse du scrotum chez le nouveau-né. — Gaz. hebdom., 1902.

EMMET HOLT...... Pemphigus du nouveau-né par septicémie staphylococcique. — Th. New-York, med. journ., 1898.

ESCHERICH .... Etiologie des abcès multiples des nourrissons. — Munch. medisc. Woch., 1886.

id. Sur l'entérite à streptocoques chez les enfants. — Jarb. f. Kinderh., 1899.

FALLER .... Impétigo bulleux simulant le pemphigus vulgaire. — Americ. journ. of. Dermatology, 1900.

FIORI PAOLO...... Abcès multiples par infection strepto-staphylococcique chez le nouveau-né. — Gaz. degl. osped. et dell. clin., 1899.

A. FOURNIER..... Ecthyma infantile chancriforme. — Soc. franç. de Dermat. 1890.

FOURRÉ.......... Lymphangite gangréneuse du scrotum chez le nouveau-né. — Th. de Paris, 1899.

FRIEDJUNG........ Pathologie de la furonculose chez le nourrisson. — Jarbuch. f. Kinderheilk, 1898.

GALLOIS.......... Des gangrènes disséminées de la peau chez les enfants. — Bull. méd., 1889.

Gaucher......... Pathogénie et métastases de l'eczéma, particulièrement chez les enfants. — Cong. intern. de
Dermatol., Paris, 1889.

K. Grégor (de Breslau). Traitement de la furonculose des nourrissons.
— In. Rev. des mal. de l'enfance, 1901.

Hervieux........ Diathèse purulente des nouveau-nés. — Arch. gén.
de méd., 1853.

Hitschmann et Kreibich. Ecthyma gangréneux et infection pyocyanique.
— Wien. Klin. Wochenscr, 1897.

Hulot........... Infections d'origine cutanée chez les enfants. —
Th. de Paris, 1895, et Traité des mal. de l'enf., 1898.

Judson Lipes..... Dermatite gangréneuse des enfants. — Albany méd.
Annals, 1900.

Karlinski .... Sur la pyosepticémie d'origine intestinale chez les
nouveau-nés. — Med. Prag. Wochens., 1890.

Lacasse .... Des arthrites suppurées chez les nourrissons. —
Rev. des mal. de l'enf., 1903.

Lagasse .. .. Lymphangite gangréneuse du scrotum chez le nouveau né. — Gaz. hebdom., 1002.

Lannelongue..... Des portes d'entrée de l'ostéomyélite. — Soc. de
Chir., 1886.

Mlle Lascoronsky. L'ecthyma térébrant infantile. — Th. de Paris, 1899.

Legendre........ Eczéma généralisé. Mort par septicémie aiguë sans
localisations viscérales. — Soc. méd. hôp., 1895.

Leloir........... Des pyodermites. — Bull. méd., 1893.

Leroux.......... De l'impétigo des enfants. — Journ. de Chir. et de
Thérap. infant., 1894, et Traité des mal. de l'enf.,
1898.

Lesné .... Un cas d'infection staphylococcique du sang et du
liquide céphalo-rachidien. — Rev. des mal. de
l'enf., 1898.

Ch. Lévi......... Purpura infectieux consécutif à une broncho-pneumonie chronique. — Rev. des mal. de l'enf., 1897.

Marfan .... Les sources de l'infection chez le nourrisson. —
Pr. Med , 1893.

id. Les abcès multiples des nourrissons. — In Thèse de
Damourette.

id. Les eczémas des nourrissons. — Sem. méd.. 1894.

Marfan et Marot Infections secondaires dans la dyspepsie gastro-
intestinale chronique des nourrissons. — Rev. des
mal. de l'enf., 1893.

Marié Davy. .... Etude bactériologique de l'impétigo. —Arch. de méd.
des enf., 1899.

Martin de Gimard. Du purpura hémorrhagique primitif. — Th. de Paris,
1888.

Moro............. L'entérite à staphylocoques des nourrissons au sein.
— Jarb. f. kinderheilk, 1900.

Nobécourt....... Recherches sur la pathogénie des infections gastro-
intestinales des jeunes enfants. — Th. de Paris, 1899.

Nobécourt et Merklen   Les leucocytes dans la varicelle. — Journ. de
phys. et de pathol. générale, 1901.

Perrin (Léon).... Accidents consécutifs au percement des oreilles. —
Marseille médical, 1903.

id.   Les éruptions d'origine sudorale (pyodermites sudorales). — Ann. de dermatologie, 1897.

Peter........... Etiologie du pemphigus des nouveau-nés. — Berlin,
Klinik. Wochens, 1896.

P. Fuhl......... Zeitsch. für hygiene, 1892. — In thèse de Wibault.

Pineau .... Ecthyma infantile gangréneux. — Un médic., 1885.

Quinquaud.. .... Troubles divers de la nutrition à la suite de dermatites artificielles. — Trib. méd., 1890.

Raybaud & Vernet Globules rouges nucléés dans un cas d'infection
généralisée chez un nouveau-né. — Réunion biolog.
de Marseille (Bull. de la Soc. de biolog., 1903).

Remlinger... ... Les microbes de la peau humaine. — Méd. mod.,
1896.

Remy............ Tuberculose du premier âge. — Journ. de clin. et
thérap. infant., 1893.

Renault......... Abcès multiples de la peau chez les enfants. —
Arch. de méd. des ent., 1898, et Traité des mal. de
l'enfance, 1898

id.   Gangrènes disséminées de la peau. — Traité des mal.
de l'enfance, 1898.

Rodet & Courmont. Substances solubles prédisposantes fabriquées par le
staphylocoque pyogène. — Soc. biol., 1891.

Roulland........ Des abcès multiples chez les nourrissons. — Ann. de
Gynéc., 1888.

Sabouraud....... Pathogénie et traitement de l'impétigo. — Arch. de
Méd. des enf., 1898.

id.   Pathogénie et traitement de l'impétigo. — Ann. de
dermatologie, 1900.

id.   Art. : Impétigo et Ecthyma. — La pratique dermatologique, 1904.

R. Saint Philippe. De quelques-unes des portes d'entrée de l'infection
chez l'enfant, et principalement des infections cutanées. — Arch. clin. de Bordeaux, 1892.

Raf. Sarra...... Sur l'étiologie des abcès multiples du tissu cellulaire
sous-cutané chez les nourrissons. — La Pédiatrie,
1893.

Saurain .... Complications internes de quelques dermatoses chez l'enfant. — Th. de Paris, 1897.

Scott Turner.... Un cas de varicelle gangréneuse chez un enfant de sept mois. — British med. Journ., 1897.

Sevestre et Gastou. Stomatite diphtéroïde à staphylocoques. — Soc. méd. des Hôp., 1891.

O. Simon....... . Sur les gangrènes multiples de la peau. — Breslauer Arlz. Zeitschr., 1879.

Socin et Garré .. Pathogénie de la suppuration. — Cong. de chir., 1885.

Thibierge et Besançon. Rôle du streptocoque dans la pathogénie et l'ecthyma. — Soc. de Biol., 1896.

Thiercelin....... Infections gastro-intestinales chez les nourrissons. — Th. de Paris, 1894.

Toujan .... Sur un cas d'infection du nouveau-né. Lymphangite généralisée à forme érysipélateuse. — Ann. de Gynécol., 1893.

Triboulet .... Impétigo et ecthyma ulcéreux chez un enfant de dix mois. Infection pyocyanique. — Soc. de Biol., 1897.

Unna............ Phlyctenosis streptogenes, exanthème aigu par embolisation de streptocoques. — The Saint-Louis med. and surg. Journ., 1895.

id. Des voies de pénétration des staphylocoques dans la peau. — Assoc. méd. de Hambourg, 1996.

id. Pustulosis staphylogenes, exanthème aigu par métastase staphylococcique. — Deutsch. Medizinalzeitung, 1896.

Valleix......... Clinique des maladies des nouveau-nés, 1838.

Variot et Danseux Varicelle gangréneuse. — Journ. de clin. et thérap. infant., 1893.

Veillon......... Les microbes anaérobies en médecine et spécialement en pathologie infantile. — XIIIᵉ Cong. int. de Méd., 1900 (section de pédiatrie).

Veillon et Hallé. Gangrène disséminée de la peau chez les enfants — Ann. de dermatologie, 1901.

Vernet......... La formule hémoleucocytaire du nouveau-né et du nourrisson à l'état normal et pathologique. — Th de Montpellier, 1904.

Weill et Agnel.. Emploi du linge stérilisé contre les infections cutanées des nourrissons. — Soc. méd. hôp., Lyon, 1902.

Wibault .... Infection broncho-pulmonaire dans les streptococcies cutanées des enfants. — Th. de Paris, 1901.

Th. Wyss .... Les complications de l'eczéma dans l'enfance. — Inaug. Dissert. Zurich, 1895.

www.ingramcontent.com/pod-product-compliance
Ingram Content Group UK Ltd.
Pitfield, Milton Keynes, MK11 3LW, UK
UKHW021000120726
13693UKWH00004B/1745